Dʳ Camille BADIN

Valeur de la Pyélotomie

Dans la Néphrolithiase

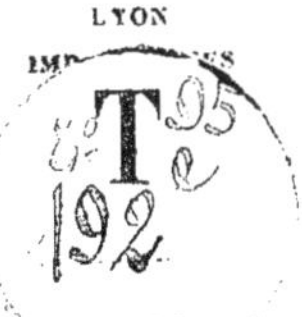

VALEUR DE LA PYÉLOTOMIE

DANS LA NÉPHROLITHIASE

VALEUR DE LA PYÉLOTOMIE

DANS LA NÉPHROLITIASE

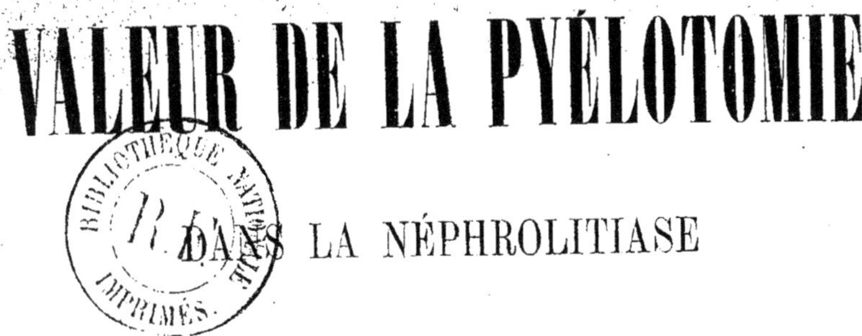

PAR

Le Dr Camille BADIN

LYON

IMPRIMERIES RÉUNIES

8, RUE RACHAIS, 8

—

1908

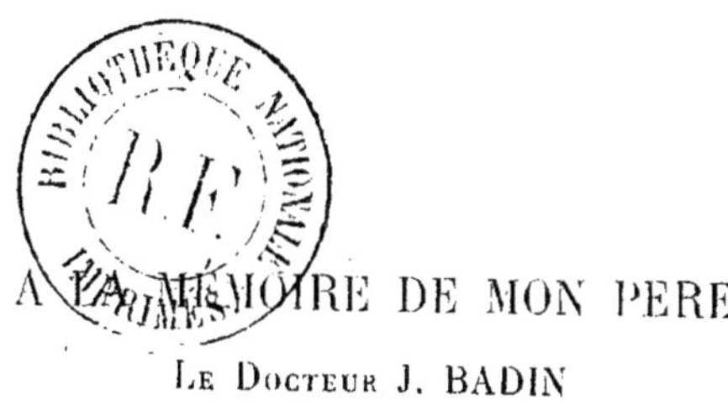

A LA MÉMOIRE DE MON PÈRE

Le Docteur J. BADIN

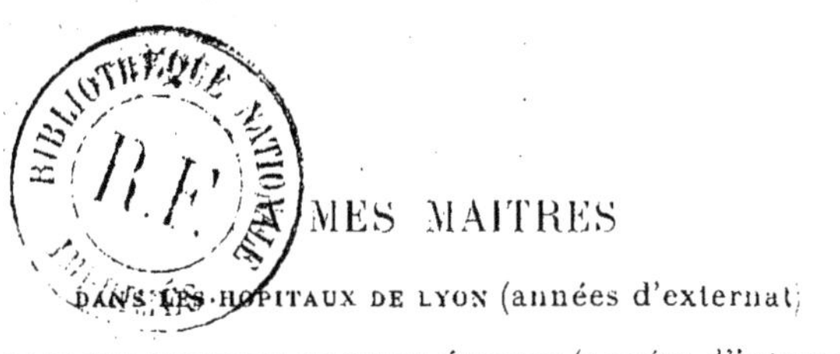

MES MAITRES

DANS LES HOPITAUX DE LYON (années d'externat)

DANS LES HOPITAUX DE SAINT-ÉTIENNE (années d'internat)

Hommage tout spécial

A MONSIEUR LE DOCTEUR RAFIN

CHIRURGIEN-ADJOINT DE L'HOPITAL SAINT-JOSEPH DE LYON

qui m'inspira ce travail.

Je remercie également le Docteur ARCELIN, chef du laboratoire radiologique de l'hôpital Saint-Joseph, pour les documents qu'il m'a fournis si obligeamment sur la technique radiographique et pour les planches qu'il a bien voulu me confier.

CHAPITRE PREMIER

Introduction.

Le traitement chirurgical de la lithiase rénale est de
date relativement récente, puisque les premières tentatives ont été faites par Durham et Simon, en 1870, et que
les premiers succès datent de 1880.

Depuis cette époque, des chirurgiens nombreux, à
Paris les élèves de Guyon d'Albarran, de Lequeu, à Bordeaux, M. Pousson, à l'étranger, Kümmel de Hambourg,
Nickolich de Trieste, à Lyon, M. Rafin, ont étudié les
indications de telle ou telle méthode opératoire et précisé
les cas relevant de la néphrectomie, supprimant à la fois
calcul et organe malade, ou de la néphrotomie qui, pour
enlever le calcul, passe à travers le parenchyme rénal
sain et permet de drainer, à l'occasion, une poche purulente.

Par contre, la pyélotomie, au moyen de laquelle on va
cueillir le calcul dans le bassinet même, sans léser le
parenchyme sécréteur, a été à peu près entièrement
délaissée en France.

Malgré les progrès de l'observation clinique, on avait
toutefois assez rarement l'occasion d'intervenir sur le
rein pour lithiase rénale, le diagnostic étant particulièrement difficile à établir et les causes d'erreur étant mul-

tiples, de sorte que l'intervention était forcément, et avant tout, une incision exploratrice.

On avait surtout, dans peu de circonstances, l'occasion d'intervenir précocement, étant le plus souvent amené à des interventions tardives et rendues urgentes par des symptômes nettement caractérisés.

Pour toutes ces raisons, on comprend que la néphrotomie était indiquée de préférence.

L'application de la radiographie, comme méthode de diagnostic des calculs du rein, du bassinet et de l'uretère a complètement changé cet état de choses. Grâce à une technique appropriée et après des hésitations nombreuses, dont nous n'avons pas à faire ici l'étude, les radiographes sont arrivés, et un des premiers parmi eux, M. Arcelin, chef du laboratoire de radiologie à l'hôpital Saint-Joseph de Lyon, à mettre très nettement en évidence des calculs du rein ou du bassinet, d'un volume extrèmement réduit (1). Si, comme il importe de le faire, on ne néglige pas cette méthode d'investigation, si on soumet à l'examen radiographique tous les malades qu'on a quelques raisons de croire lithiasiques, on découvrira souvent des calculs à tous les stades d'évolution : les uns même tellement récents, qu'ils n'ont encore provoqué aucune lésion réactionnelle des bassinets et des calices, et qui ne donnaient que des signes effacés, pour lesquels une intervention serait impossible à imposer sans le secours de la radiographie.

Des calculs, indécelables cliniquement, étant ainsi

---

(1) M. Rafin a fait écrire un exposé de l'historique de la radiographie dans la thèse de son élève Michaïloff « *Des calculs du rein et en particulier de leur diagnostic radiographique* ». Lyon 1907.

révélés, le diagnostic de lithiase étant, d'autre part, absolument ferme, on conçoit que les interventions soient devenues beaucoup plus nombreuses.

D'un autre côté, grâce au diagnostic précoce, les opérations sont devenues plus simples et les chances de succès plus nombreuses. C'est pour des calculs mis ainsi en évidence par la radiographie, que M. Rafin, chirurgien de l'hôpital Saint-Joseph de Lyon, a eu l'occasion d'intervenir un grand nombre de fois dans ces derniers temps, en employant les divers procédés de néphrolithotomie, de néphrectomie et de pyélotomie (1).

---

(1) M. Arcelin, au point de vue radiologique, et M. Rafin, au point de vue chirurgical, ont exposé leurs travaux dans diverses communications ou publications :

Calcul rénal diagnostiqué par la radiographie néphrolithotomie, par MM. Arcelin et Rafin, *Lyon Médical*, juin 1906.

Calculs du rein et radiographie, par le Dr Rafin, Compte rendu de la XIe session de l'*Association française d'Urologie*, Paris, oct. 1906.

Huit cas de calculs du rein opérés après diagnostic radiographique, par MM. Arcelin et Rafin, *Société nationale de Médecine de Lyon*, novembre 1906.

Néphrectomie pour calculs du rein, par M. Rafin, *Société nationale de Médecine de Lyon*, 1907.

Des calculs du rein et en particulier de leur diagnostic par la radiographie, Thèse Lyon de Michaïloff, 1907, par M. Arcelin, in *Annales des maladies génito-urinaires*, 1907.

Nouveaux faits de calculs du rein diagnostiqués par la radiographie, par le Dr Rafin, Compte rendu de la IIe session de l'*Association française d'Urologie*, Paris, octobre 1907.

La Radiographie dans ses rapports avec l'Urologie, par le Dr Arcelin (*ibidem*).

Calculs du rein et radiographie, par MM. Arcelin et Rafin, Communication avec projections à la *Société nationale de Médecine de Lyon*, décembre 1907.

Néphrectomie pour calcul du rein du poids de 47 gr., par le Dr Rafin, *Société nationale de Médecine de Lyon*, décembre 1907.

Néphrectomie pour calcul du poids de 53 gr. dans un cas de néphrolithiase bilatérale. Société des Sciences médicales, janvier 1907.

— 8 —

Dans quatre cas, il a enlevé des calculs par la pyélotomie. C'est d'après ces quatre observations que nous étudierons dans ce travail la valeur de ce procédé opératoire.

Nous n'avons pas, non plus que M. Rafin, l'intention de faire uniquement l'apologie de la pyélotomie. Nous voulons, l'examinant à la lumière des faits, tirer de l'observation une idée de sa valeur exacte et préciser du même coup ses indications au cours de la lithiase rénale. Nous montrerons que la radiographie n'a pas été seulement utile, pour préciser et affirmer le diagnostic de néphrolithiase, mais qu'elle a contribué, dans une large mesure, à déterminer le mode opératoire à employer, et que c'est à cet appoint nouveau que la pyélotomie devra peut-être d'être tirée de l'oubli où elle était le plus souvent laissée.

Nous suivrons dans ce modeste travail un plan simple. Après avoir rappelé très brièvement quelques points de l'anatomie pathologique des calculs, après avoir étudié leur forme et leurs rapports avec le parenchyme rénal, nous discuterons les indications des traitements conservateurs de la lithiase rénale : la néphrotomie et la pyélotomie.

Enfin, nous indiquerons le mode opératoire de la pyélotomie.

Nous terminerons en donnant des indications pour le traitement de la diathèse urique, cure qui doit dans tous les cas suivre l'intervention chirurgicale pour empêcher la formation de nouveaux calculs, et pour entraîner par une diurèse abondante les concrétions parcellaires qui auraient échappé au cours de l'intervention.

Ce travail était déjà avancé, quand nous avons eu la bonne fortune de recevoir de M. le professeur von Fritsch, de Vienne, et de son premier assistant, M. le docteur Blum, cinq nouvelles observations. Ces observations sont des plus intéressantes. Elles ont fourni à nos conclusions une autorité qu'elles n'auraient pas sans leur précieux renfort. Aussi c'est pour nous un agréable devoir de leur exprimer ici notre vive et sincère reconnaissance.

CHAPITRE II

Anatomie pathologique.

Sans que nous ayons à entrer plus avant dans le domaine de la physiologie pathologique, nous rappellerons que l'on divise la lithiase rénale : en lithiase primitive, dans laquelle le calcul se développe en dehors du concours des agents infectieux de l'urine : en lithiase secondaire, dans laquelle la précipitation des sels de l'urine est sous l'influence immédiate des agents microbiens.

A ces deux formes, on en ajoute une troisième, c'est la lithiase primitivement aseptique et secondairement infectée. Cette dernière distinction, disons-le à l'instar de M. Pousson, a une grande importance chirurgicale. Nous laisserons de côté les concrétions qui se forment dans un rein tuberculeux, et qui ne rentrent pas dans le cadre de la lithiase, en faisant cependant abstraction des cas exceptionnels, où il y a coexistence de la lithiase vraie et de la tuberculose, comme nous venons d'en observer un cas dans le service de M. Rafin. Mais d'autres fois il s'agit d'une lithiase primitive qui s'infecte secondairement. A ce moment, au cours de l'infection, les urines précipitent abondamment et il se forme des concrétions secondaires autour des calculs primitifs, qui servent de noyaux et de points d'appel à la précipitation.

Il convient donc de distinguer trois formes de lithiase qui ont une grande importance clinique :

1° Une lithiase primitive aseptique.

2° Une lithiase primitive infectée.

3° Une lithiase secondaire d'emblée.

1° Lithiase primitive.

A. — Caractères chimiques et physiques

L'analyse chimique montre que les calculs les plus fréquents sont ceux qui sont formés d'acide urique, ou pour mieux dire de ses dérivés, car la fréquence des calculs d'acide urique pur, au moins sous forme de concrétions d'un certain volume, est discutable. Viennent ensuite les calculs d'oxalate de chaux et de carbonate de chaux.

Les calculs primitifs aseptiques de carbonate de chaux sont rares. Dans la thèse de Michaïloff, nous en trouvons un exemple. Dans son observation V, d'autre part, le calcul était constitué par du carbonate et de l'oxalate en quantité à peu près égale (analyse de Mérieux). Dans des cas plus rares, on se trouve en présence des concrétions formées de xantine ou de cystine. Quelques pierres sont constituées par des phosphates, mais c'est là également un cas rare pour les calculs primitifs. Nous verrons au contraire leur fréquence dans les calculs secondaires.

Les caractères physiques sont variables et dépendent souvent de leur constitution intime. Il n'y a pas de règle absolue cependant. Les pierres sont plus ou moins lisses ou rugueuses, non seulement d'un cas à l'autre, mais un même calcul dans deux points peu différents a souvent un aspect spécial: une partie lisse, une autre tomenteuse. Les calculs sont souvent durs, excepté toutefois les concrétions phosphatiques, qui, pour la plupart, sont friables et faciles à broyer.

Le volume des calculs est également variable. On a depuis longtemps établi une échelle à trois termes de comparaison. On distingue le sable, le gravier, les calculs. Pour vague que soit cette distinction, on doit la conserver: tous les intermédiaires existant entre les concrétions les plus fines s'éliminant facilement et sans signes alarmants, jusqu'aux calculs les plus volumineux qui ont pu atteindre le poids de 1 kilogramme dans le cas de Le Dentu, ou de 5 livres dans celui de Patel. Toutefois les calculs pour lesquels on intervient en général pèsent au-dessous de 20 grammes. Les deux cas que vient de publier M. Rafin, de 47 grammes et de 54 grammes, opérés l'un par néphrectomie, l'autre par néphrotomie, peuvent figurer parmi les plus volumineux qui aient été opérés.

La forme est non moins variable. On observe tantôt des concrétions paraissant taillées à facettes, avec des crêtes nettes et brillantes. Nous avons pu voir un exemple remarquable de cette forme à arêtes aiguës dans la collection de M. Rafin (obs. V, thèse Michaïloff). C'est celui que nous avons signalé plus haut. Dans d'autres cas, ce sont des pierres informes en apparence, de surface tomenteuse, quelquefois creusées de géodes. Mais en somme on peut dire que le calcul, d'une façon générale, est le moulage de l'organe qui le contient, et ce moulage est d'autant plus parfait que le calcul est de dimensions plus considérables. Les calculs libres dans une cavité uro-purulente affecteront une forme plus ou moins arrondie (obs. XI de la thèse de Michaïloff). Contenus dans le bassinet, leur forme pourra présenter des irrégularités, mais elle tendra à présenter un aspect plus ou moins triangulaire, qui sera peu apparent si le calcul est de petit volume, mais qui s'accusera d'une façon plus nette lorsque la pierre deviendra plus grosse. Les deux observations (n° II et n° IV) que nous publions sont deux exemples de ce fait.

Plus tard, quand le calcul sera de volume considérable, il représentera exactement le moulage du bassinet et même des calices. On peut en voir des exemples remarquables dans les radiographies publiées par MM. Arcelin et Rafin (Compte rendu de l'Ass. franç. d'Urologie, 1907), et surtout dans le *Lyon Médical* (1907 et 1908), à propos de deux calculs de dimensions exceptionnelles que nous avons mentionnés plus haut. Le dernier avait l'aspect d'un bloc de corail et présentait de plus cette particularité qu'il était pourvu d'un prolongement de plusieurs centimètres de longueur s'enfonçant dans la portion supérieure de l'uretère. Les concrétions coralliformes ne sont pas toujours constituées par un calcul unique, mais l'ensemble de la figure est dû à plusieurs pièces placées bout à bout et engrenées les unes dans les autres, comme les pièces d'un jeu de patience. Cela nous amène à parler du nombre des calculs.

Nous ne trouvons pas là non plus de règle fixe. Nous nous en tiendrons aux cas opérés par M. Rafin, après diagnostic radiographique (sans cette épreuve, il peut toujours subsister quelque doute). Nous avons pu examiner sa collection à ce point de vue, et nous avons trouvé dix cas de calcul unique et huit de calculs multiples. Nous remarquerons en même temps que la plupart des calculs uniques étaient des calculs aseptiques.

Les calculs multiples se trouvent donc le plus souvent dans des reins infectés. Dans la lithiase rénale, septique depuis longtemps, et surtout quand la formation calculeuse n'a pris naissance qu'après l'infection, les calices sont remplis de concrétions phosphatiques.

Dans les cas qui ont été soumis à la pyélotomie par M. Rafin, et dont nous publions les observations, les calculs étaient uniques. Cela constitue du reste pour lui une condition, sinon absolument indispensable, tout au moins des plus favorables pour ce procédé d'extraction des calculs rénaux. A ce propos, mentionnons un point important de la disposition et de la forme du calcul du bassinet, qui est celui nous intéressant dans cette étude de la pyélotomie. Tantôt le calcul est libre et flottant dans le bassinet, soit que le calcul présente un petit volume, soit que, outre les petites dimensions de la concrétion, le bassinet lui-même ait acquis une dimension anormale du fait d'un certain degré de rétention. C'est ainsi que le calcul de l'observation III était libre, disposition que l'on peut attribuer, avec quelque probabilité, à la dilatation du bassinet. Par contre, ceux des observations I et IV présentaient, pour le premier deux points, et pour le second un point très rugueux qui semblaient avoir contracté des adhérences avec la muqueuse du bassinet. Le calcul de l'observation II, de volume assez considérable, emplissait le bassinet sans présenter cependant de traces d'adhérences.

Voilà donc le calcul étudié succinctement dans ses caractères chimiques et physiques. Comment le parenchyme rénal se comportera-t-il vis-à-vis de lui ?

B. — Étude anatomique du rein lithiasique

Sans nous attacher à décrire la néphrite diathésique qui, d'après Albarran, précède, accompagne et suit la formation des calculs, dont elle est, au fond, la cause première, nous étudierons les lésions du rein et du bassinet dues à la présence des calculs. Ces lésions sont de deux ordres :

a) Aseptiques.
b) Septiques.

a) *Aseptiques.* — Des calculs une fois formés dans le bassinet, quelle sera leur évolution ? Ou bien les concrétions sont de faible volume; et alors, elles seront éliminées par les voies naturelles, produisant les symptômes connus de coliques néphrétiques, qui seront plus ou moins aigus ou atténués suivant la grosseur des pierres. Ou bien les concrétions seront de volume plus considérable et alors plusieurs cas pourront se présenter, qui, suivant l'obstacle apporté au cours de l'urine, pourront varier depuis la simple rétro-dilatation du bassinet jusqu'à l'hydro-néphrose intermittente et à l'hydro-néphrose fermée, qui finira par annihiler le rein au point de vue fonctionnel. On pourra le voir ainsi transformé en une poche fibreuse dans laquelle on reconnaîtra à peine le parenchyme rénal, réduit à des glomérules scléreux et à des tubes atrophiés (1).

Sans nous attarder à étudier les détails de la pathogénie de l'hydro-néphrose calculeuse étudiés par Pierre Duval et Grégoire (Rapport de la X° session de l'Association française d'Urologie, Paris, 1906), et par Albarran (*Annales des maladies des organes génito-urinaires*, juillet 1907), remarquons cependant, au point de vue clinique, que ce ne sont pas les calculs volumineux, ou tout au moins eux seuls, qui produisent de l'hydro-néphrose calculeuse.

Un petit calcul descend dans l'uretère et s'arrête à un des points normalement ou anormalement rétrécis de l'uretère; il se produit de l'hydro-néphrose. Il en est de même pour un calcul mobile dans le bassinet, qui s'engage dans l'extrémité supérieure de l'uretère, mais ne peut y cheminer.

Parfois cette hydro-néphrose est intermittente, comme dans l'observation publiée par M. Rafin, à la Société des Sciences médicales, en 1905. Du côté gauche, il existait de l'hydro-néphrose intermittente provoquée par un calcul gros comme un haricot, qui s'engageait parfois dans l'uretère. On voyait donc se produire tantôt de l'anurie, ou plutôt une diminution considérable de la quantité d'excretum qui était suivie d'une décharge d'urine. D'autre part, pour l'autre rein, il existait un calcul gros comme une petite noix et une hydro-néphrose dont la poche ne contenait plus trace de substance rénale. Pour

----

(1) M. Rafin. *Société des Sciences médicales*, 1905.

ce rein, le calcul avait obturé complètement la lumière de l'uretère. Voilà donc deux calculs de dimensions modérées qui ont produit de l'hydro-néphrose.

Par contre, dans deux cas d'énormes calculs du rein, respectivement de 47 gr. et de 54 gr, que nous avons vu opérer récemment par M. Rafin, il n'existait pas de trace de dilatation du bassinet, ou plutôt le bassinet avait juste les dimensions nécessaires pour donner asile à la pierre, qui le remplissait étroitement. Le rein lui-même présentait un volume à peu près normal, même diminué, et semblait se modeler sur le calcul. Une comparaison s'imposait avec la vésicule biliaire qui, comme nous le savons depuis Courvoisier, a plutôt la tendance à se mouler qu'à se dilater sous l'influence des calculs.

Enfin, le même rein, qui contenait un calcul de 54 gr. avec un prolongement de plusieurs centimètres, fonctionnait encore. Sans doute l'urine n'avait qu'une faible teneur en urée, mais elle était abondante et sortait d'une façon normale.

Quoi qu'il en soit, marchant de pair avec l'obstacle plus ou moins fort apporté au libre cours de l'urine, la néphrite diathésique et le processus réactionnel du parenchyme rénal évolueront de façon à rendre l'organe de plus en plus scléreux.

En même temps, la capsule s'épaissira, contractera des adhérences avec la graisse périrénale et, peu à peu, des travées conjonctives soudées à la capsule propre s'irradieront dans tous les sens, dans l'épaisseur de l'atmosphère périrénal, tendant à faire de cette enveloppe un moignon fibreux soudé à cette autre masse fibreuse que sera devenu le rein.

2 CB

b) *Lésions septiques*. — Ainsi que nous l'avons vu, elles se présentent sous deux formes différentes. Dans la première, il s'agit de calculs primitivement aseptiques et secondairement infectés. Dans la seconde, nous voyons les calculs prendre naissance du fait même de l'infection de l'urine et des modifications chimiques et inflammatoires qui en résultent. Cette distinction est d'une haute importance au point de vue chirurgical, ainsi que le fit remarquer M. Pousson au Congrès d'Urologie, en 1906. Nous en dirons un mot plus loin, au point de vue du choix de l'intervention.

Si nous considérons la première forme, nous concevons facilement que tous les éléments se trouvent réunis ici pour favoriser la production de l'infection. M. Guyon a montré que les deux conditions efficientes de l'infection des voies urinaires étaient la rétention et le traumatisme. Si l'on tient compte de la présence d'un corps étranger, souvent volumineux, inclus dans le bassinet, nous concevons facilement la gêne apportée au courant de l'urine et les petits traumatismes, fréquemment répétés, qui se manifestent, au point de vue clinique, par des douleurs, par des hématuries abondantes, parfois microscopiques seulement. La lithiase aseptique est donc sans cesse menacée.

Dans la statistique de M. Rafin, nous trouvons seulement 6 cas de calculs aseptiques pour 12 cas de calculs infectés. Nous avons la conviction que, sous peu, cette proportion des aseptiques et des infectés sera inversée. En effet, dans l'incertitude où nous laissaient, avant la radiographie, les symptômes cliniques, beaucoup de calculs aseptiques n'étaient pas opérés. La radiographie, en fournissant l'occasion d'intervenir hâtivement, permettra à l'avenir d'enlever des calculs aseptiques avant que l'infection n'atteigne le rein lésé.

De quelque façon que se produise, dans tous ces cas, l'infection, que ce soit par voie ascendante, à la suite d'un cathétérisme ou par voie sanguine, on observe trois cas cliniques différents : la pyélo-néphrite avec pyurie et réaction fébrile, la pyo-néphrose, avec des reins distendus réduits à une poche sclérale, entourée de tissu cicatriciel et renfermant dans des loges anfractueuses du pus mélangé d'urine, où se trouvent de nombreux calculs.

L'inflammation, enfin, si elle se propage au fascia périrénal, déjà touché, comme nous l'avons vu tout à l'heure, provoque de larges abcès périnéphrétiques qui peuvent communiquer avec les poches rénales distendues par le pus. Dans ces cas, les calculs primitifs forment un point d'appel, autour duquel des concrétions phosphatiques vont se stratifier, cimentées par des débris fibrineux. Nous sommes ainsi amené à étudier la lithiase secondaire.

II. — Lithiase secondaire.

La condition indispensable à la formation des calculs secondaires est donc l'infection. Dans ce cas, lorsque le bassinet est infecté, l'urine, sous l'influence de la septicité et des conditions biologiques des micro-organismes, précipite abondamment. Ces précipités, qui sont en général phosphatiques, se groupent autour des déchets de la suppuration, fibrine, fausses membranes, globules blancs, etc.

Ainsi se forme peu à peu un noyau calculeux, qui va toujours croissant. Ces concrétions secondaires s'observent dans tous les cas d'infection du rein, qu'elle soit d'origine ascendante ou d'origine sanguine. Dans certains cas, on observe des reins annihilés fonctionnellement, remplacés par des poches anfractueuses pleines de pus, dans lesquelles on trouve des calculs plus ou moins volumineux, suivant l'époque où on est amené à les découvrir, accompagnés d'un magma de boue phosphatique. Nous ne ferons pas ici une étude plus approfondie de la lithiase secondaire; cette affection ne relevant pas de la pyélotomie, mais bien d'une intervention plus large.

CHAPITRE III

Indications de la pyélotomie.

Nous discuterons dans ce chapitre les procédés employés pour extraire les calculs du bassinet et du rein. Nous ne ferons que signaler la néphrectomie et la néphrolithotomie, résumant pour chacune d'elles les indications opératoires. Arrivant à la pyélotomie, nous en ferons l'étude, discutant ses avantages et ses inconvénients, cherchant à en préciser les indications et le manuel opératoire.

La Néphrectomie.

La néphrectomie, supprimant complètement l'organe, doit être réservée aux cas très graves. Le chirurgien devra parfois s'y résigner, car cette intervention radicale fournit des résultats excellents et rapides, quand les indications sont nettes. Mais elle a pour condition essentielle l'intégrité fonctionnelle de l'autre rein, l'extension des lésions lithiasiques, développées à tel point que la substance rénale ne devienne qu'un enjeu secondaire, enfin, l'unilatéralité des lésions lithiasiques.

Comment s'assurer de l'intégrité fonctionnelle de l'autre rein ? Ce serait sortir des limites de cette étude que d'exposer ici les divers procédés d'exploration de la fonction rénale, étudiée d'une façon si complète par Albarran (1). Nous ne discuterons pas davantage les avantages et les inconvénients du cathétérisme urétéral appliqué à la lithiase rénale.

Notre conduite est justifiée par ce fait que toutes les fois que la néphrectomie vient en discussion, étant donnés les lésions étendues et le volume des calculs qui rendent la néphrotomie insuffisante, la pyélotomie, par cela même, est encore moins de mise.

Disons seulement, pour terminer avec cette question de la néphrectomie, qu'en dehors de l'étude du rein, au point de vue fonctionnel, l'examen radiographique fournira à la clinique un appoint éminemment utile, pour déterminer l'urgence et l'intervention radicale.

Nephrotomie ou Pyélotomie.

La néphrectomie, pour un cas donné ayant été rejetée, la question se pose entre l'adoption de la néphrotomie ou de la pyélotomie comme procédé opératoire. Pour quelques chirurgiens, et notamment M. Albarran, jusqu'à ces derniers temps, la néphrotomie reste toujours la méthode de choix. Etudions cette question et voyons quels sont les avantages et les inconvénients de chaque méthode. Nous envisagerons d'abord les faits à un point de vue général.

I

La néphrotomie permet le drainage du rein. Sur ce point, il ne saurait y avoir aucun doute. Seule, elle per-

____

(1) *Exploration des fonctions rénales*. Etude médico-chirurgicale. Paris 1905.

met d'appliquer un ou plusieurs drains volumineux dans
le bassinet. Seule, elle permet d'inciser les travées qui
séparent les loges purulentes, parfois si nombreuses dans
le rein. On constituera ainsi une poche unique, dans
laquelle aucun liquide ne pourra stagner. La pyélotomie
ne pourrait prétendre réaliser un pareil drainage.

Nous dirons donc immédiatement que dans les cas de
reins gravement infectés, la pyélotomie n'est pas de mise
et qu'on devra pratiquer la néphrotomie. Cependant, la
pyélotomie devra-t-elle être rejetée dès qu'il y aura la
moindre trace d'infection rénale, ou bien reste-t-il permis
de l'employer quand on aura le droit de croire qu'il n'y
a pas de rétention purulente importante dans le rein ?

M. Rafin admettait tout d'abord que la pyélotomie
devait être exclusivement réservée aux cas aseptiques.
La présence de la suppuration indique évidemment la
nécessité d'un drainage. Celui-ci doit être pratiqué soit
artificiellement, à l'aide de tubes placés à cet effet dans
le foyer suppurant, soit par les voies naturelles perméa-
bles, c'est-à-dire par l'uretère ou bien encore par ces
deux procédés combinés. Supposons l'uretère perméa-
ble, ce dont il est aisé de s'assurer par le cathétérisme
urétéral, la néphrotomie aura toujours cette supériorité
de permettre à la fois le drainage par des drains arti-
ficiels et par le canal urétéral.

Placer un drain dans le bassinet, d'autre part, ne semble pas, à *priori*, un procédé pratique et bien efficace.
Du reste, tout semble nous inviter à ne pas l'essayer,
surtout étant donnée la crainte de la fistule consécutive,
dont les classiques nous menacent.

La pyélotomie, donc, bien qu'elle ait été employée à

cet effet, avec de très bons résultats, par Pierre Delbet et Mocquot, pour le drainage de lésions non lithiasiques, ne paraît pas, jusqu'à présent, devoir être conseillée pour le drainage d'une collection pyélique (1). Lorsque le bassinet sera infecté, il nous semble au contraire qu'on devra avoir une tendance marquée, l'extraction du calcul étant faite, à suturer plus hermétiquement le bassinet, à capitonner sur sa paroi le tissu cellulo-adipeux, de façon à éviter le moindre épanchement de liquide purulent, qui pourrait venir infecter l'atmosphère graisseuse avoisinante. Celle-ci se prêtera d'autant plus facilement au développement d'un phlegmon qu'elle sera moins lésée.

C'est pour ces raisons que M. Rafin n'était pas partisan de la pyélotomie, dans le cas de calcul infecté. Cependant, notre observation III est venue démontrer d'une façon absolument victorieuse que, même dans ces cas, cette pratique pouvait être justifiée. Le malade en question s'était présenté avec des urines troubles, contenant des leucocytes et des hématies. Les cultures montraient qu'il s'agissait d'une infection staphylococcique. D'autre part, l'examen de l'épreuve radiographique et les constatations faites au cours de l'intervention chirurgicale indiquaient, par ailleurs, que c'était un cas favorable à la pyélotomie. Après quelques hésitations, M. Rafin se décida à employer ce mode opératoire pour extraire un calcul aisément perceptible à travers le bassinet. Mais de crainte de l'infection de l'atmosphère celluleuse, déjà un peu indurée et fibreuse, il sutura le bassinet avec plus d'attention que dans les autres cas et le capitonna. Puis

---

(1) *Annales des maladies des organes genito-urine.* Décembre 1907.

il laissa deux drains, qui venaient passer sur la face postérieure du rein et affleurer la plaie du bassinet.

Après l'opération, il y eut une certaine réaction fébrile qui atteignit même 40° le troisième jour et s'accompagna de gonflement douloureux de la région rénale. A partir de ce moment, la température et le gonflement diminuèrent progressivement. Le premier drain fut enlevé le septième jour, le deuxième, le neuvième jour, et tout rentra peu à peu dans l'ordre. L'urine ne se clarifia pas immédiatement. A en juger par les dimensions du calcul, par sa mobilité et l'aisance avec laquelle on l'avait extrait, on pensait qu'il devait exister un certain degré de dilatation du bassinet. On renvoie cependant le malade en lui recommandant de venir se montrer, après s'être soumis à l'usage des boissons délayantes. On se proposait, en effet, dans le cas où l'urine resterait trouble, de faire des lavages du bassinet.

Or, l'opération ayant eu lieu le 5 octobre 1907, le malade est venu se montrer le 28 janvier 1908, et on a eu la satisfaction de constater que l'urine était limpide, sans albumine. La guérison était donc complète et aucun traitement immédiat n'était plus nécessaire.

Ainsi, voilà donc un cas favorable à la pyélotomie, à certains points de vue, sur lesquels nous reviendrons bientôt, mais où l'indication était douteuse, en raison d'un certain degré d'infection. Celle-ci était modérée sans doute, sans collection purulente dans le rein, sans grosse rétention, mais certaine cependant, ainsi qu'il résultait de l'examen cytologique et bactériologique.

Malgré cette condition défavorable, M. Rafin a pratiqué la pyélotomie et le résultat est actuellement parfait.

Ce fait ne saurait venir à l'encontre de ce qui a été dit plus haut ; à savoir, que toutes les fois que le besoin sera de drainer un rein pyonéphrosé, c'est à la néphrotomie qu'il faudra avoir recours. Elle seule permet d'adjoindre au drainage naturel par l'uretère le drainage artificiel par les tubes, qui sera facilité lui-même par l'unification des poches rénales.

Donc, si la pyélotomie trouve surtout ses indications dans les cas aseptiques, le cas précité démontre toutefois que si, de par l'examen du rein, de l'urine, du degré d'infection, on arrive à cette notion, qu'il est permis de penser, qu'une fois le calcul extrait, le drainage par les voies naturelles suffirait, on ne devra pas repousser d'emblée la pyélotomie comme mode opératoire.

Et, c'est dans ces cas que la distinction faite plus haut entre calculs aseptiques, secondairement infectés, et calculs secondaires d'emblée, trouve son application. La pyélotomie est certainement plus justifiable, pour les calculs dont nous parlons, que dans les cas où ce n'est que sous l'influence de l'infection microbienne que se déposèrent les sels donnant lieu à la formation d'un calcul.

On imagine aisément que c'est dans cette seconde hypothèse que les lésions rénales sont les plus fréquentes et les plus développées.

A en juger par les observations de M. le professeur Von Frisch et de M. le docteur Blum, il semble bien que leur manière de voir est identique. Parmi leurs opérés, un seul (obs. IX) nous semble réellement devoir être considéré comme infecté, attendu que nous voyons dans l'observation, qu'il avait des alternatives d'urines claires et de pyurie coïncidant avec des douleurs.

II

La néphrotomie permet d'extraire de volumineux calculs.

Nous avons eu déjà l'occasion de parler d'une néphrotomie, pratiquée par M. Rafin, pour un calcul de 54 gr. Après incision lombaire, le rein fut amené au dehors, et à travers un organe de dimensions modérées, plutôt un peu diminuées, on sentit un énorme calcul, déjà montré parfaitement par la radiographie de M. Arcelin. Il fallut, pour extraire ce calcul, faire une incision sur le bord circonférentiel d'un pôle à l'autre, l'incision anatomique complète. L'extraction fut des plus malaisées et n'alla pas sans une certaine dilacération des calices. Il est hors de doute que la pyélotomie n'avait rien à faire en pareil cas.

Nous avons cité, il est vrai, une observation exceptionnelle par le volume de la pierre. Mais ce qui est vrai pour ce cas, l'est également pour d'autres cas plus fréquents où le calcul rénal, sans atteindre un volume aussi considérable, est cependant assez important. Il est assurément impossible de dire *a priori* à partir de quelles dimensions on doit renoncer à la pyélotomie, pour choisir la néphrotomie.

Il nous semble que c'est surtout d'après l'examen radiographique et d'après la palpation du bassinet renfermant la concrétion, qu'on se décidera. Pour qu'il soit permis de pyélotomiser, il faut que le calcul puisse passer aisément à travers l'incision pratiquée sur le bassinet sans qu'on soit exposé à dilacérer celui-ci. La réparation de cet organe doit être considérée, en effet, comme plus malaisée que celle du tissu rénal et plutôt que de traumatiser le bassinet, nous préférerions inciser le rein.

On devra aussi tenir compte de la dimension du bassinet. Tel calcul réclamera une néphrotomie, si le bassinet est de petites dimensions, qui aurait pu être enlevé aisément à travers la paroi d'un bassinet dilaté.

Le volume du calcul peut donc être une contre-indication absolue de la pyélotomie. La radiographie et l'examen direct par palpation nous renseigneront sur ce point. A vrai dire, la radiographie nous donnera à ce sujet des indications précises. Nous n'en voulons pour preuve que les feuilles de skiagrammes remises par M. Arcelin avant toute opération, où il consigne également le poids probable du calcul. Il est frappant de constater que le diagnostic du poids du calcul ainsi formulé se trouve vérifié à quelques centigrammes près, une fois le calcul enlevé par M. Rafin. Mais il faut convenir que si la radiographie peut renseigner sur le volume et le poids du calcul, lesquels marchent à peu près de pair avec les écarts qui résultent de la différence de densité, elle ne peut indiquer le rapport qui existe entre le volume de la pierre et les dimensions du bassinet. Cela ressort de l'examen direct seul, une fois le rein dénudé, extériorisé et palpé par la main de l'opérateur.

<h2 style="text-align:center">III</h2>

La néphrotomie permet d'extraire des calculs ramifiés.

Cela peut être considéré comme la suite de la proposition précédente. Qui dit calcul ramifié, dit calcul volu-

mineux. La pierre dont nous avons parlé était
remarquable par ses prolongements multiples, accolés
les uns contre les autres, à tel point, qu'une extraction
rapide fut impossible. Il fallut quelque peu dilacérer les
calices et enlever les débris qui étaient restés entre les
ramifications calculeuses.

Des prolongements moins rapprochés, il est vrai, exis-
taient dans le calcul de 47 grammes, dont nous avons
parlé également.

Nous nous sommes déjà expliqué sur ce sujet. Un
calcul de faible volume, surtout si le bassinet est dilaté,
reste plus ou moins arrondi : sa mobilité tend à lui assurer cette forme, comme pour les cailloux des torrents
ou les pierres de moulins, des glaciers, si l'on peut se
permettre cette comparaison. Plus volumineux, ou dans
un bassinet plus petit, il tendra à prendre la forme triangulaire, et enfin, en se développant, il épousera la forme
des calices. C'est là, tout au moins, une loi générale.

En un mot, sans qu'il soit nécessaire de nous étendre
davantage sur ce sujet, nous dirons que si un calcul volumineux ne doit pas être extrait par la pyélotomie, à plus
forte raison, on renoncera à cette voie d'accès, s'il est
irrégulier et coralliforme. Ici, en effet, on n'aura pas
seulement à craindre une dilacération du bassinet, qu'il
faut à tout prix respecter, mais encore, il sera impossible
d'extraire aisément et complètement le calcul. Or, la
néphrotomie seule remplit ce programme, en permettant
une large incision par laquelle on pourra examiner tous
les calices, les vider, et au besoin même les curetter.

IV

Le nombre des calculs peut avoir une certaine importance. Dans le cas où la radiographie montrerait un nombre considérable de calculs, M. Rafin, qui ne s'est pas encore trouvé en présence de cette éventualité, s'adresserait de préférence à la néphrotomie.

Nous n'avons pas besoin de dire également que pour faire usage de la pyélotomie, le calcul doit, de toute évidence, siéger dans le bassinet. Nous n'avons jamais eu la pensée, par une réaction exagérée et absurde en faveur d'une méthode décriée, de vanter son emploi dans des cas où elle serait irrationnelle. On ne peut songer, en effet, à l'exploration de l'intimité du rein par cette voie.

V

La néphrotomie et la pyélotomie, envisagées au point de vue de l'hémorragie.

La néphrotomie est-elle ou non hémorragipare ? Sans doute le rein est un organe éminemment vasculaire, et l'aborder pour extraire un calcul sans avoir des connaissances précises sur l'hémostase des plaies du rein, serait une grave imprudence. Cette hémostase peut être envisagée au point de vue prophylactique, si l'on peut dire ainsi, pendant l'opération et après l'opération.

Quand nous disons prophylactique, nous voulons parler, non point des remèdes hémostatiques que l'on peut administrer avant l'opération, tel que le chlorure de calcium et dont le résultat est encore à démontrer, mais d'un moyen plus chirurgical, qui relève de l'étude anatomique du rein. Dans le traité de médecine opératoire et de thérapeutique chirurgicale de Hartmann, nous trouvons, page 281, deux gravures placées côte à côte. L'une figure (d'après Brœdel) la disposition des vaisseaux sur une coupe transversale de la glande. L'autre (d'après Kielly) montre, schématiquement, à la fois, la bonne et la mauvaise façon de faire une incision du rein. Dans la bonne incision, le bistouri passe entre deux régions vasculaires, sur une ligne en quelque sorte neutre, où l'hémorragie ne se produit pas.

En est-il toujours ainsi dans la pratique ? On peut en douter, comme nous le verrons. Considérons maintenant les conseils compendieusement donnés pour faire l'hémostase préventive et la façon de faire l'incision.

Pour l'hémostase préventive, on recommande soit la compression du pédicule par les doigts d'un aide, soit l'application d'une pince à mors larges et doux, telle qu'une pince à entérectomie. C'est ce procédé qui est généralement en usage dans la pratique de M. Rafin.

Assurément l'hémostase est ainsi généralement obtenue, et d'une façon très satisfaisante, pendant l'opération. Mais il n'en est pas toujours ainsi et ce fut le cas de la néphrotomie pour l'énorme calcul cité plus haut. En effet, l'hémostase, pendant l'extraction, fut particulièrement malaisée, en raison d'un prolongement du calcul qui plongeait dans l'uretère et empêchait l'application de pinces, dans la crainte d'une lésion pédiculaire.

Du fait de ce prolongement, l'hémostase digitale fut également très malaisée et non sans danger. Hâtons-nous de dire que ce fut un cas exceptionnel et que cela ne modifie en rien la valeur générale de ces procédés d'hémostase pendant la néphrotomie.

Mais, en plus de ces précautions, il est recommandé d'inciser le rein sur une faible étendue et le plus souvent les chirurgiens dilacèrent la substance rénale avec les doigts, plutôt que de l'inciser, espérant ainsi moins léser les vaisseaux.

Après l'opération, la compression prolongée du rein et surtout une bonne suture effective comprenant toute l'épaisseur de la glande assurent en général l'hémostase d'une façon suffisante.

Pour cette suture, des fils solides devront être placés très profondément, au niveau de la pointe des pyramides, au ras du bassinet, pour ainsi dire, et non point simplement « à une certaine profondeur », comme le dit Hartmann (*loco cito*, p. 283). C'est sur ce point de technique qu'insiste le plus vivement M. Rafin (1) après Albarran.

L'hémostase est donc réalisable d'une façon précise après la néphrolithotomie. Nous ajouterons même qu'elle sera d'autant plus aisée que l'opération s'adressera à des calculs aseptiques permettant, de ce fait, une suture complète du rein, et à des calculs de volume restreint, comme ceux que nous réclamons pour la pyélotomie. Mais il n'en est pas moins vrai que dans la néphrotomie, l'hémostase est une des principales préoccupations du chirurgien et qu'il n'est pas extrêmement rare de voir se produire un suintement important, un hématome, et surtout, une colique hépatique, le jour de l'opération, due à l'obstruction de l'uretère par un caillot. Cet accident, s'il n'est pas très grave, est au moins fort pénible pour le malade, d'autant qu'il invite à user de la morphine,

____

(1) M. Rafin recommande de ne jamais oublier de faire trois nœuds sur le catgut, qui sans cette précaution pourrait se dénouer.

— 33 —

médicament dont on ne doit pas abuser après les opérations urinaires.

En égard à l'hémorragie, la pyélotomie offre-t-elle des avantages ? Cela nous paraît de toute évidence, et cependant, nous aurons à nous expliquer sur un accident fâcheux et imprévu relaté dans l'observation IV. Dans la pyélotomie, l'opération peut être faite absolument à blanc : le bassinet est dénudé sur sa face postérieure, ordinairement, et il est incisé *de visu* en un point où il n'existe que des vaisseaux sans importance. Si d'aventure la plaie pyélitique donne un peu de sang, les points de suture en auraient aisément raison. L'affirmation que nous venons de faire est tellement évidente, que nous ne craignons pas de la formuler, malgré cet accident survenu à une des malades.

Tout d'abord, disons que les manœuvres d'extériorisation devront être faites avec prudence et douceur, afin de ne pas provoquer de blessure de l'uretère et surtout des vaisseaux.

On redoublera d'attention en se rapprochant du bassinet, pour procéder à sa dénudation. L'atmosphère celluleuse est souvent atteinte de sclérose, adhérente, et le bassinet pourrait être déchiré accidentellement. C'est sans doute en raison de cette périnéphrite adhésive que pareil fait se produisit dans l'observation II, événement heureux, du reste, puisque, par cette minime plaie, put être extrait, sans aucune autre incision, un calcul assez volumineux, alors que, suivant les idées classiques en France, M. Rafin se proposait de faire la néphrotomie. On évitera donc de se servir d'instruments et surtout d'instruments agressifs, tels qu'une pince à dents de rats.

C'est avec les doigts seuls, ou à l'aide d'une petite compresse, que l'on dénudera lentement et prudemment le bassinet. Cette manœuvre pourra, du reste, être simple et rapide, s'il n'y a pas de réaction inflammatoire du tissu adipo-fibreux. De quelle façon se produisit, dans l'observation IV, la petite déchirure d'une veinule ? Il est probable que, vu ses petites dimensions, un grand effort ne fut pas nécessaire. M. Rafin vit une veinule ouverte, la saisit et la lia. Il est vraisemblable que la ligature ne tint pas et que ce fut l'origine d'une hémorragie grave, pour laquelle M. Rafin fut obligé de pratiquer une néphrectomie d'urgence, étant donné l'état plus qu'alarmant de la jeune fille.

C'était là un accident imprévu, comme il en peut résulter après l'opération la plus bénigne.

Nous ne pensons pas cependant qu'un tel cas fortuit puisse peser assez sérieusement sur la balance, pour faire rejeter tout ce qui ressort de l'étude attentive de la valeur et de la bénignité de la pyélotomie, et il n'en reste pas moins que celle-ci est, d'une façon générale, peu grave au point de vue hémorragie, tandis que dans la néphrotomie, l'hémostase reste une des préoccupations les plus sérieuses du chirurgien.

VII

On peut reprocher à la pyélotomie de nécessiter une extériorisation complète du rein. Cela est exact, mais cette manœuvre est presque aussi complète dans la néphrotomie. Si elle était impossible et si l'on devait nécessairement inciser le rein sur place, on renoncerait

sans insister à la pyélotomie, très probablement contre-
indiquée par d'autres conditions morbides, telle que l'infection.

VIII

*La pyélotomie et la néphrotomie au point de vue des
lésions de la substance rénale.*

C'est ici qu'apparaissent tous les avantages de la pyélotomie, avantages tels, qu'ils amènent à formuler le
souhait que cette opération puisse réaliser une ablation
suffisante du calcul pour qu'on puisse la préconiser; et
que, d'autre part, la radiographie, employée plus souvent, découvre les calculs à la période où leur développement excessif, où leur infection surajoutée, ne consti-
tuent pas une contre-indication à ce mode opératoire.

Si la pyélotomie laisse intacte la substance rénale, en
est-il de même pour la néphrotomie ? Laissons ici la
parole à un ancien adversaire de la pyélotomie, le professeur Albarran, qui semble, du reste, récemment (1)
revenir sur son impression première : « La pyélotomie (2) présente l'avantage incontestable d'épargner le
parenchyme sécréteur, et on comprend que des chirurgiens comme Lloys et Czerny la préfèrent à la néphrotomie, surtout lorsque l'exploration manuelle du rein
montre que le calcul se trouve dans le bassinet. Les
chirurgiens qui préfèrent la néphrotomie font observer
que les lésions rénales, déterminées par la section du

(1) Mocquot. — *Annales des organes génito-urinaires.* Déc. 1907.
(2) In : Le Dentu-Delbet. Traité.

parenchyme, sont peu importantes et citent à l'appui les faits cliniques et expérimentaux, que nous avons rapportés à propos des plaies chirurgicales du rein (p. 622). Je ferai observer qu'on n'est pas en droit de conclure de ces faits en les assimilant à la néphrolithotomie. Les expériences ont été pratiquées sur des reins sains. Les cicatrices de néphrotomie étudiées sont consécutives à des opérations simples, dans lesquelles le bistouri a fait une section du parenchyme. Dans les néphrolithotomies, on sectionne un parenchyme, toujours plus ou moins altéré, par la néphrite scléreuse et, en outre, les manœuvres nécessitées par l'extraction du calcul contusionnent plus ou moins les bords de la plaie : ces deux conditions doivent modifier le processus de cicatrisation du rein, et il est probable que les lésions sont plus prononcées que dans les néphrotomies simples.

« Deux seuls examens histologiques du rein, après la néphrolithotomie, ont été publiés par Greiffenhagen (1).

« Dans un cas, l'opération remontait à cinq ans, et le rein présentait des lésions prononcées de néphrite scléreuse, avec des kystes: dans le deuxième cas, étudié six mois après la néphrolithotomie, on trouva aussi des lésions moins prononcées de sclérose : ces altérations se trouvaient loin de la plaie, disséminées dans le parenchyme et très accusées au niveau d'une déchirure du rein, produite pendant l'opération. » Le professeur Albarran énumère ensuite les désavantages de la pyélotomie, dont la crainte de la fistule. Nous étudierons dans un instant ces inconvénients, mais n'oublions pas que la

____

(1) Greiffenhagen. — *Arch. für Clin. Chir.* Band. XLVIII, p. 932.

pyélotomie présente l'inconvénient de produire des lésions rénales durables.

Assurément, il ne faut pas être ménager à l'excès de la substance rénale et l'on doit compter non seulement que les lésions sont peu de chose, à côté de celles que détermine la présence d'un calcul; mais encore escompter la puissance de compensation du tissu rénal. Toutefois, si l'on peut obtenir le même résultat dans certains cas, sans produire de lésions, sans plus de dangers et avec autant de facilité, quelle objection pourrait-on opposer à notre indication pour la pyélotomie ?

<h2 style="text-align:center">IX</h2>

Le principal reproche adressé à la pyélotomie est d'exposer à la formation d'une fistule.

Nous admettons que cette accusation formulée par les auteurs, par Albarran entre autres, doit reposer sur des faits. Cependant, quand nous voyons Hartmann (p. 285) rejeter la pyélotomie parce que, dans un cas, où Morris fit à la fois une pyélotomie et une néphrotomie, il se forma une fistule, on ne peut se déclarer convaincu, parce qu'on se demande si c'est la plaie rénale, ou la plaie pyélique qui est restée fistuleuse. A part ce fait, nous sommes contraint d'avouer que nous ne connaissons pas d'observation probante. Nous ne voulons pas en tirer un argument en faveur de la pyélotomie. Cela serait illogique et, du reste, nous ferait transgresser les règles que nous nous sommes imposées, qui sont, non point de nous faire envers et contre tout, le défenseur d'une méthode opératoire, mais simplement de l'étudier et de montrer ses avantages et ses inconvénients.

Interrogeons donc les observations. Nous sommes réduit à un petit nombre de faits. Nos quatre observations lyonnaises se réduisent à trois, du fait d'une néphrectomie secondaire, mais dans aucune nous n'avons observé, je ne dirai pas de fistule, mais la moindre trace d'écoulement d'urine. Ce fait n'est, du reste, pas surprenant, la condition de la formation de la fistule pyélitique urinaire n'est-elle pas l'obstruction calculeuse ou autre de l'uretère ? Si celui-ci est libre, pourquoi l'urine ne reprendrait-elle pas son cours normal, comme la bile, qui recommence à se verser dans le duodénum après l'ablation, non suivie même de suture, du calcul qui faisait obstruction.

C'est pourquoi M. Rafin, tout en faisant la suture de la plaie pyélitique, ne s'applique pas à la faire rigoureusement hermétique, sauf dans les cas où il y avait de l'infection (obs. III).

Il en fut de même dans les six observations que nous devons à l'obligeance de M. le professeur Von Frich et de son premier assistant, le docteur Blum. Dans toutes ces observations, la guérison fut très rapide. Une seule observation (obs. VII) mentionne une petite fistulette qui disparut rapidement en un mois. Or, à l'examen radiographique, ne trouve-t-on pas citée l'existence d'une légère ombre au niveau de l'uretère, à côté de l'ombre plus forte, en forme de croissant, due au calcul. Cela vient à l'appui de nos dires et permet de penser à la coexistence d'un léger obstacle au cours de l'urine, sis en aval du bassinet, dont il empêchait le parfait drainage naturel. L'appoint important que nous devons aux chirurgiens de Vienne nous permet donc de trancher sans crainte la question et de dire que la crainte de la fistule du bassinet est chimérique, à la condition, bien entendu, d'appliquer l'intervention à des cas bien déterminés.

D'ailleurs, Pierre Delbet et Mocquot, dans leur article récent, font remarquer qu'à part les cas de dilatation extrême du bassinet, on ne peut arriver sur celui-ci, par le procédé de la néphrotomie, qu'en lésant plus ou moins, mais fatalement, un ou plusieurs calices. Or, dans ces cas, on constate toujours une réunion de ces calices lésés, sans fistule consécutive. Cette réunion s'obtiendra donc encore mieux, si tous les soins sont pris pour la coaptation des lèvres de l'incision directe du bassinet.

X

La pyélotomie, si elle a l'avantage précieux de ne pas dilacérer le rein, a de nombreux inconvénients : elle ne permet pas l'extraction de calculs volumineux et ramifiés, elle ne permet pas de drainer le rein, de l'explorer et expose de ce fait à laisser des débris calculeux, toutes conditions que l'on peut attendre de la néphrotomie.

Ceci nous permettra de préciser plus nettement les indications de la néphrotomie et de la pyélotomie. Il y a, en effet, dans cette proposition, une large part de vérité. Nous devons reconnaître que la néphrotomie est apte à remplir toutes les conditions de la pyélotomie, tandis que celle-ci ne convient qu'à quelques cas particuliers.

Mais si la néphrotomie peut davantage, elle présente des inconvénients que nous avons signalés et qui nous incitent à rechercher les moyens de réaliser l'extraction des calculs à moins de frais, quand les conditions pour faire une bonne extraction par pyélotomie seront présentes.

Ces conditions, pour nous résumer, sont les suivantes:

a) *Asepsie du calcul.* — Tout au moins l'infection doit être de peu d'importance, ne s'accompagnant pas d'altération grave du rein, et susceptible d'être drainée efficacement par le seul drainage naturel fourni par l'uretère. Telles, notre observation III et l'observation VI du professeur Frich. Et encore, cette conduite ne doit être imitée qu'avec prudence et réserve.

b) *Calcul de petit ou de moyen volume* susceptible de passer aisément à travers le bassinet incisé. Nous nous sommes déjà expliqué sur ce point.

c) *Calcul siégeant dans le bassinet et absence d'autres calculs siégeant dans le tissu rénal.* — A ce point de vue, comme nous le verrons, la radiographie est non seulement précieuse, mais nécessaire au chirurgien. Sans elle, la néphrotomie serait le seul procédé rationnel d'extraction des calculs. Il est évident, en effet, que sans la sécurité fournie par la radiographie, aux divers points de vue des dimensions, de la forme, du nombre, du siège et surtout de l'unité du calcul, en un mot, sans la précision du diagnostic dont nous lui sommes redevables, la néphrotomie, seule, permettrait au chirurgien, malheureusement à plus de frais, d'obtenir des renseignements obtenus si aisément en lisant un cliché.

XI

La pyélotomie expose-t-elle plus que la néphrotomie
à la récidive, en d'autres termes, permet-elle une exploration suffisante du bassinet ? Nos faits ne nous permettent pas de répondre directement. Sans doute les malades vont bien. Sans doute celui qui était infecté a vu ses
urines devenir limpides : ce qui met hors de doute que
l'ablation a été complète, mais tous ces faits sont encore
trop récents.

La présence du radiographe et de son cliché pourra,
dans la pyélotomie comme dans la néphrotomie, enlever
bien des doutes sur l'ablation complète du calcul.

Le doigt pourra parfois s'introduire dans le bassinet
et explorer sa cavité. Enfin, lors de la technique, nous
reviendrons sur une précaution qui pourrait être prise
dans le cas où l'examen du calcul pourrait faire craindre
l'oubli d'un fragment ou de quelques cristaux adhérents.

Du reste, une radiographie de vérification devrait toujours être effectuée dans les premiers temps de la guérison du malade, pour renseigner le chirurgien si son
intervention fut complète et radicale.

XII

Nous n'avons pas fait intervenir dans cette discussion
le pourcentage de la mortalité. En effet, pour les deux
interventions, pratiquées dans des conditions semblables, la mortalité ne peut être différente et le pourcentage
ne pourrait être modifié que par la survenance de quelque incident imprévu, qui viendrait, comme par hasard,

grever de sa charge l'une ou l'autre méthode, sans qu'il
y ait lieu d'en tenir absolument compte.

En tous cas, et pour terminer, tous ceux qui ont vu
pratiquer les deux opérations resteront frappés, je ne
dirai pas de l'importance de la néphrotomie (bien entendu
pour les cas justifiables de la pyélotomie), mais de l'ex-
trème simplicité de la pyélotomie comme intervention.

Applications à nos observations.

Les observations de pyélotomie, pour néphrolithiases
pratiquées en France, sont peu nombreuses. Nos recherches bibliographiques ne nous ont pas permis d'en trouver. Nous devons donc nous contenter de nos observations personnelles et de celles dues à l'obligeance de nos
confrères viennois. Remarquons en passant que l'ostra-
cisme dont est frappé en France la pyélotomie, n'existe
pas en Autriche, puisque nous trouvons là six belles
observations très concluantes. Elles sont survenues,
malheureusement, lorsque ce travail était déjà écrit et
nous n'avons donc pu les étudier avec tous les soins, tout
le détail que méritaient à la fois l'obligeance de nos confrères et l'importance des documents qu'ils ont mis en
notre possession.

M. Rafin n'a appliqué la pyélotomie que dans 4 cas
sur 18 calculs du rein opérés depuis mai 1906, c'est-à-
dire depuis les premières épreuves radiographiques de
calculs du rein, obtenues par le docteur Arcelin. La proportion des cas soumis à la pyélotomie, par rapport à la
totalité des concrétions opérées, est donc bien faible.
M. Rafin pense actuellement, connaissant mieux la valeur

de la pyélotomie, que ce procédé aurait pu être appliqué dans deux autres cas au moins, où les calculs étaient aseptiques et de volume moyen. Dans un cas opéré plus récemment, où il existait deux calculs aseptiques d'oxalate de chaux pesant ensemble 1 gr. 22, l'indication de la pyélotomie fut discutée. Elle fut néanmoins rejetée sur la vue de la radiographie de M. Arcelin, qui faisait prévoir que le calcul était enfoui dans le hile du bassinet et ne faisait pas de saillie en dehors. Les constatations opératoires furent conformes absolument à l'opinion du docteur Arcelin et, de ce fait, on pratiqua une néphrotomie.

Tous ces malades dont nous parlons ont guéri et sont actuellement dans un état de santé excellente, mais on se demande s'ils n'auraient pas guéri à moins de frais par la pyélotomie. Cette question rétrospective n'a pas une grande importance, revoyons donc les cas soumis à la pyélotomie.

Pour ces malades, M. Rafin s'est soumis aux règles discutées plus haut, à propos des indications respectives de la pyélotomie et de la néphrotomie.

Aseptie. — Trois, sur quatre opérés, avaient des urines aseptiques. Un seul avait des urines infectées, mais la septicité était en quelque sorte superficielle et ne s'accompagnait pas de lésions importantes des organes. Il parut donc, ainsi que cela a déjà été cité plus haut, que le drainage naturel par l'uretère serait suffisant, et non sans quelques hésitations, du reste, on se décida pour la pyélotomie. Le résultat fut parfait, l'urine est actuellement limpide et rien ne fait regretter d'avoir adopté cette manière de faire. La seule observation viennoise (obs. IX) où le calcul semble vraisemblablement être infecté, montre également que cette conduite fut la leur.

Volume. — Les calculs enlevés par la pyélotomie étaient de volume très modéré; voici en effet leur poids :

Observation I. — Poids : 1 gr. 59.

Observation II. — Poids : 3 gr. 10.

Observation III. — Poids : 1 gr. 50.

Observation IV. — Poids : 1 gr. 32.

Ces calculs, on le voit, sont de dimensions très modérées. A peine, le deuxième est-il d'un volume un peu considérable. Par leurs dimensions, il semble donc qu'il était bien raisonnable de les enlever par une simple et petite incision sur la paroi du bassinet, au lieu de se frayer une voie profonde à travers toute l'épaisseur du parenchyme rénal.

Les observations de M. le professeur Von Frich ne donnent pas le poids des calculs, mais leur volume pour les plus gros, ce qui nous renseigne suffisamment. C'est ainsi que dans les observations VII et VIII, les concrétions sont grosses, respectivement, comme une amande et comme une noix. Les autres doivent être de volume réduit, car il n'en est pas fait mention. Par le volume de ces deux pierres, nous voyons que les maîtres viennois étendent le domaine de la pyélotomie bien au delà des limites que nous pensions lui assigner. Les suites furent, du reste, parfaites.

Absence de calcul dans la substance rénale. — La radiographie avait montré, dans toutes nos observations personnelles, l'intégrité absolue du reste de la substance rénale. Il en était de même dans les radiographies du docteur Blum.

A cet égard, M. Rafin ne craint pas d'affirmer qu'il a plus de confiance dans une radiographie faite par un radiographe expérimenté, que dans une néphrotomie.

Siège du calcul dans le bassinet et accessibilité du bassinet. — Comme nous le voyons dans la technique radiographique, on peut prévoir aisément si le calcul siège dans le bassinet, d'après l'examen de la plaque radiographique, et on peut aussi se rendre compte si le calcul siège dans la profondeur du hile ou se dégage de celui-ci. Nous venons d'en donner un exemple pour un calcul, pour lequel le docteur Rafin était tout disposé à faire la pyélotomie. Ces prévisions sont, du reste, contrôlées avant l'incision, avant même la dénudation définitive de la face postérieure du bassinet. Dans tous nos cas, M. Rafin sentit le calcul, entre deux doigts, en palpant le pédicule et put inciser le bassinet sur le calcul lui-même. si bien, que le bistouri donnait le contact de la pierre. On conçoit du reste que la règle que nous donnons ici n'est pas absolue et qu'on pourrait, en somme, enlever par pyélotomie un calcul enfoui sous le hile.

Nombre des calculs. — Les calculs enlevés par le docteur Rafin étaient uniques. Nous avons fait, du reste, de cette condition, une des prescriptions essentielles pour la simplicité de la pyélotomie. Nous relevons cependant parmi les observations viennoises deux cas où on enleva par ce procédé deux petites pierres uratiques (obs. V et VI). Aucune complication opératoire n'est, du reste, mentionnée.

RÉSULTATS

Si nous résumons ici les résultats de nos observations lyonnaises, nous trouvons :

Mortalité. — Nulle. Guérison complète de toutes les malades.

Accidents. — Nous avons relaté l'accident pénible qui, dans un cas, a obligé le docteur Rafin à pratiquer une néphrectomie secondaire, le jour même de la première opération.

Pas d'autres accidents, pas de suppuration.

Fistule. — Nous insistons à nouveau sur ce fait qu'aucun des malades pyélotomisés n'a eu de fistule urinaire.

État de l'urine. — Tous les malades qui avaient des urines septiques ont maintenant des urines limpides. L'observation III, elle-même, avec ses urines infectées, présente actuellement des urines tout à fait claires.

CHAPITRE IV

Technique radiographique.

Contribution apportée par la radiographie au diagnostic des calculs rénaux.

I. — TECHNIQUE

Lorsqu'on est en présence d'un malade atteint de lithiase rénale, dans la grande majorité des cas, les progrès de la technique radiographique permettent actuellement de faire un diagnostic précis dans ses moindres détails. Seuls, les calculs *d'acide urique pur* semblent défier les rayons X et leur rester invisibles. Mais il ne faut pas s'arrêter à cette difficulté pour rejeter systématiquement cette nouvelle méthode d'examen. Les calculs d'acide urique pur sont rares; leur proportion est variable suivant les auteurs; les analyses chimiques n'ont pas toujours été faites avec le soin désirable. Aussi, nous nous abstenons de préciser par des chiffres. Le moment n'est pas encore venu de le faire. D'autre part, il est possible qu'une technique plus étudiée permette de les voir dans un avenir prochain.

Cette réserve faite, nous pouvons affirmer qu'un calcul composé *d'urates, d'oxalates, de phosphates, de carbonates,* est visible par la radiographie, que ces substances soient uniques ou mélangées entre elles dans une proportion quelconque. Par cela, nous voulons dire que le calcul sera défini dans sa situation, sa forme, son volume et son poids. Ces données décideront le chirurgien à intervenir par tel ou tel procédé. Mais pour arriver à ces résultats de certitude, la radiographie sera faite dans des conditions déterminées, qu'il nous semble intéressant de rappeler ici. Dans plusieurs circonstances, nous avons pu nous rendre compte que la radiographie faite sans méthode et sans expérience n'avait *aucune valeur*.

Nous ne donnerons pas tous les détails de la technique radiographique. M. Arcelin les a exposés avec clarté dans les *Annales des maladies des organes génito-urinaires* (1).

L'ampoule sera alimentée par une machine statique de préférence. Celle-ci demande des poses longues; mais elle permet d'obtenir des clichés parfaits. Ce n'est que dans le cas de malades très obèses ou d'épreuves stéréoscopiques, qu'il y aura intérêt à se servir d'une bobine. On abrègera ainsi, dans une large mesure, le temps de pose.

Dans tous les cas, l'emploi d'une ampoule molle, munie d'un diaphragme-tube, s'impose. Mais il semble bien délicat de définir exactement les qualités de cette ampoule. Son réglage échappe à toutes appréciations rigoureusement scientifiques. C'est une question d'habitude et d'impression. On se guidera cependant sur les indications du milliampéremètre et sur celles de l'étincelle équivalente (2).

---

(1) Vingt-cinquième année. Vol. II. N° 16. 15 août 1906.

(2) Association française d'urologie, Paris, octobre 1907. Compte rendu p. 582.

En ce qui concerne la préparation du malade, les grandes précautions à prendre se réduisent à deux :

1° On purgera énergiquement le malade la veille.

2° Ce malade sera à jeun au moment de l'opération.

Par ces moyens, la masse intestinale est plus transparente; les causes d'erreur provenant de corps opaques aux rayons X, contenu dans l'intestin, se trouvent éliminées.

Abordons, maintenant, la technique propre de l'examen radiographique. M. Arcelin, avec preuves à l'appui, insiste sur la nécessité absolue d'examiner tout le système urinaire. Les symptômes cliniques sont insuffisants à localiser le siège du calcul, et même, à déterminer le côté. Cet examen sera fait en plusieurs temps successifs. Les veines, les uretères, la vessie dans certains cas seront examinés isolément, les uns après les autres. Par cette méthode, on obtient les plaques beaucoup plus nettes que par une épreuve d'ensemble. *Le chirurgien pourra juger par lui-même, sans être obligé de se rapporter à la seule interprétation du radiographe.*

Pour obtenir ces épreuves successives, le malade sera placé dans le décubitus dorsal, les jambes fléchies à angle droit, par rapport au bassin, pour faire disparaître l'ensellure lombaire. D'autre part, le rein sera immobilisé par un ballon compresseur en caoutchouc qui, par la même occasion, diminuera l'épaisseur du sujet. A ce propos, nous faisons remarquer que chez les sujets obèses, la grosse difficulté de la radiographie provient de la présence de la graisse autour du rein, comme l'ont déjà dit, en plusieurs circonstances, MM. Barjon et Arcelin. Ce point mérite d'être précisé, parce qu'il paraît

4 CH

contradictoire. En effet, la graisse est moins opaque aux rayons X que ne l'est le tissu musculaire. Mais, quoi qu'il en soit de cette constatation de *laboratoire*, il reste bien certain, pour M. Arcelin, que sur deux sujets de même épaisseur, l'un gras, l'autre bien musclé, ce sera le sujet musclé qui permettra d'obtenir la meilleure radiographie d'un calcul du rein.

L'explication de ce fait est toute simple, si l'on veut bien tenir compte de l'expérience journalière que donne la chirurgie rénale. Chez un sujet musclé, il est extrêmement facile de saisir le rein, après l'incision des divers plans. Mais chez le sujet gras, souvent ce n'est qu'après de longues tentatives que le chirurgien trouve le rein, et surtout, peut le saisir pour l'attirer hors de sa loge.

Pendant la radiographie, il se passe un fait analogue, chez le sujet musclé, le ballon compresseur arrive facilement à fatiguer les muscles et à comprimer le rein en l'immobilisant. Chez les sujets gras, au contraire, l'action du ballon compresseur est beaucoup plus faible. A la faveur de la graisse périrénale, le rein continue à circuler synchroniquement avec les mouvements du diaphragme, et il glisse pendant la compression, comme, plus tard, il glissera entre les mains du chirurgien. Il nous semble que cette explication physiologique est parfaitement rationnelle. Elle est confirmée encore par cette constatation : chez les malades gras, les calculs les plus petits sont parfaitement visibles lorsque le rein est immobilisé naturellement par un processus inflammatoire. Le flou spécial que l'on constate sur les radiographies de malades obèses, ne tient donc pas à la graisse en elle-même, mais à la mobilité toute spéciale dont jouissent les organes entourés d'un atmosphère adipeux.

En résumé, pour faire une bonne radiographie rénale, il faut remplir les conditions suivantes :

1° Examiner l'ensemble du système urinaire.

2° Mettre le malade en bonne position.

3° Immobiliser le rein et déprimer la paroi abdominale.

4° Utiliser les rayons X dans les conditions déterminées.

II. — RÉSULTATS

Lorsqu'une épreuve aura été obtenue avec toutes les précautions énumérées, celle-ci sera examinée dans des conditions déterminées. Les auteurs qui se sont occupés de cette face du problème ont décrit de nombreux procédés, plus ou moins compliqués.

Par ce que nous avons vu au laboratoire de l'hôpital Saint-Joseph, il ne nous semble pas qu'il soit nécessaire d'utiliser des appareils spéciaux. La seule précaution indispensable est d'interposer entre la plaque et la source lumineuse, un verre dépoli.

Pratiquement, M. Arcelin a disposé devant l'unique fenêtre, un large cadre en bois noirci, muni sur la face regardant l'intérieur du laboratoire, d'intermédiaires capables de recevoir une plaque de dimension quelconque. Sur l'autre face, regardant le jour, est un verre dépoli. Ce cadre est suspendu de façon à pouvoir prendre des inclinaisons différentes permettant de varier l'éclairage. En quelques secondes, il est possible d'examiner une plaque dans tous ses détails.

Pour qu'une radiographie soit jugée suffisante, elle doit présenter les caractères suivants :

1° Netteté absolue des parties squelettiques.

2° Visibilité des fibres du psoas.

3° Visibilité du pôle inférieur du rein (inconstante).

Dans ces conditions, si l'immobilisation a été suffisante, les calculs de très petites dimensions sont reconnaissables, même chez les sujets obèses. En règle générale, il ne nous semble pas nécessaire de faire plusieurs épreuves, si la première est très bonne. Mais dans un certain nombre de cas, il sera indispensable, cependant, de contrôler les premiers résultats. Ainsi, de petits calculs peuvent se cacher derrière une côte, ou l'apophyse transverse d'un vertèbre. Au moyen d'une seconde épreuve, faite avec une incidence différente, il sera facile de séparer l'ombre du calcul de celle des parties osseuses. C'est alors que l'épreuve stéréoscopique peut rendre de véritables services. Il est bien entendu que si la plaque présente des défauts de verre ou d'émulsion, elle sera considérée comme nulle. Un œil exercé s'en rend compte immédiatement.

Au point de vue spécial qui nous occupe dans notre travail, l'inspection de la plaque radiographique sera l'argument décisif qui permettra au chirurgien de renoncer à la pyélotomie.

Deux cas peuvent se présenter. Le pôle inférieur du rein est visible, ou bien il ne l'est pas. Si le pôle inférieur du rein se dessine, la position du calcul est nettement précisée; s'il ne l'est pas, c'est par simple approximation et habitude que l'on pourra porter tel ou tel diagnostic. Cependant, si le calcul est au voisinage de la colonne vertébrale, il y aura de grandes probabilités pour que le calcul soit dans le bassinet. Mais il faut se rappeler que dans le cas de rein mobile, les rapports normaux peuvent être changés, et que le calcul, bien qu'éloigné de la colonne, peut cependant se trouver dans le bassinet. C'est au moment de l'intervention que, par la palpation directe du bassinet, le chirurgien élucidera le problème.

La radiographie renseigne également sur d'autres points très importants : elle indique le volume du calcul et sa forme. Il sera tenu un grand compte de ces données: un calcul unique, de petites dimensions, pourra s'extraire facilement par pyélotomie. S'il y a plusieurs calculs, chacun d'eux est recherché avec soin et identifié avec soin en regard des ombres de la plaque. Enfin, deux autres points sont à élucider : 1° le calcul peut envoyer des prolongements dans les calices; 2° le calcul peut être très volumineux, sans ramifications.

Dans ces conditions, comme nous l'avons déjà dit dans le chapitre précédent, la pyélotomie n'est pas de mise et devra céder la place à la néphrotomie.

CHAPITRE V

Technique de la pyélotomie.

PREMIER TEMPS. — *Incision lombaire.*

La pyélotomie ne diffère pas, dans son premier temps, de la néphrotomie lombaire. Même incision classique, qui, du reste, peut être variable suivant les préférences du chirurgien.

DEUXIÈME TEMPS. — *Libération et extériorisation du rein.*

Procédés identiques de recherche du rein par dilacération du fascia périrénal d'abord, puis dissociation digitale de l'atmosphère cellulo-graisseuse de la loge rénale.

Lorsque l'organe est mis à découvert, la main doit en faire le tour et le décoller des adhérences molles qui l'attachent au tissu adipeux avoisinant. Ce temps ne présente pas, en général, de difficultés, la pyélotomie étant indiquée, comme nous l'avons dit, surtout dans les cas de lithiase récente et aseptique.

Le rein, ainsi libéré, et ne tenant plus que par son pédicule, sera attiré au dehors, de façon à faire venir sous les doigts et aux yeux de l'opérateur, le bassinet,

profondément situé. Cette extraction du rein doit être
prudente. Cependant, la crainte de déchirure des organes
du pédicule ne doit pas faire reculer le chirurgien. Cet
accident devrait être redouté surtout à droite. à cause
de la brièveté et du trajet direct de la veine rénale. Toutefois, les expériences de Pierre Delbet, rapportées
récemment, de pyélotomies effectuées soit sur le vivant.
soit sur le cadavre, ont montré que cette extraction. bien
qu'on en ait dit, ne présentait pas de danger véritable
de rupture.

TROISIÈME TEMPS. — *Dénudation du bassinet.*

Le bassinet, amené au jour, sera dénudé sur sa face
postérieure avec précaution. On devra redouter deux
accidents : la déchirure du bassinet et une blessure vasculaire, surtout une déchirure veineuse.

En réalité, cette ouverture du bassinet est peu à craindre, quand le tissu cellulo-graisseux qui entoure celui-ci
a conservé, avec sa structure normale, sa souplesse et
son élasticité ordinaire.

Elle est à redouter quand, au contact même de la
pierre, il s'est produit de la périnéphrite avec adhérences
anciennes avec le bassinet. Ce fait s'était produit chez
Z... (obs. II). L'accident n'offre pas, d'ailleurs, une
grande gravité, mais il est préférable d'avoir à suturer
l'incision régulière due au bistouri, au lieu de la plaie
contuse, qui résulterait d'une déchirure.

Plus sérieuse peut être la déchirure d'une petite veine.
L'essentiel serait, ici, de ne pas la laisser passer ina-
perçue et de la lier solidement, séance tenante. C'est à
cet accident — en l'espèce, déchirure d'une veinule du

pédicule et chute de la ligature — que doit être rapportée l'hémorragie qui se produisit dans l'observation IV. Cela semble, du moins, assez probable.

La dénudation du bassinet s'accompagne naturellement de la palpation de cet organe. On localise ainsi la situation exacte du calcul. Celle-ci sera confirmée par la radiographie, qui devra rester sous les yeux de l'opérateur.

M. Rafin considère même comme une nécessité, au cours de l'opération, la présence du radiographe, qui pourra, dans un cas de recherche difficile, guider de ses conseils l'exploration de l'opérateur, et même, passer le calcul sur la plaque, après l'avoir reconstitué s'il est brisé.

QUATRIÈME TEMPS. — *Incision du bassinet.*

Nous supposons le calcul bien localisé. On cherchera à le saisir entre deux doigts, à travers les tuniques du bassinet, et sur ce plan résistant, une incision longitudinale sera effectuée de 0,01 centimètre environ, mais variant forcément suivant les dimensions diagnostiquées de la concrétion.

CINQUIÈME TEMPS. — *Extraction du calcul.*

Le calcul étant mobile, ce temps opératoire sera facile et c'est un cas fréquent, car il est aseptique et de date relativement récente. Un léger degré de réaction inflammatoire de la poche pyélique peut provoquer une adhérence moyenne du calcul. C'est le cas qui s'est produit dans les observations I et III, et cependant, les doigts seuls ont suffi à extraire la concrétion. Il est à craindre

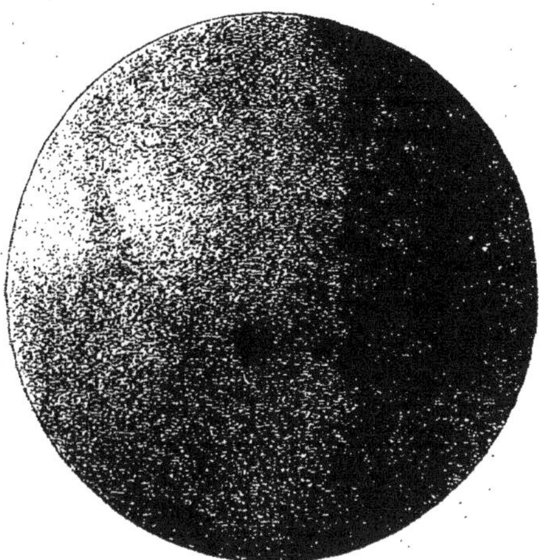

Radiographie du rein droit de G.
10 avril 1907.
Réduction au 1/3. — Épreuve positive.

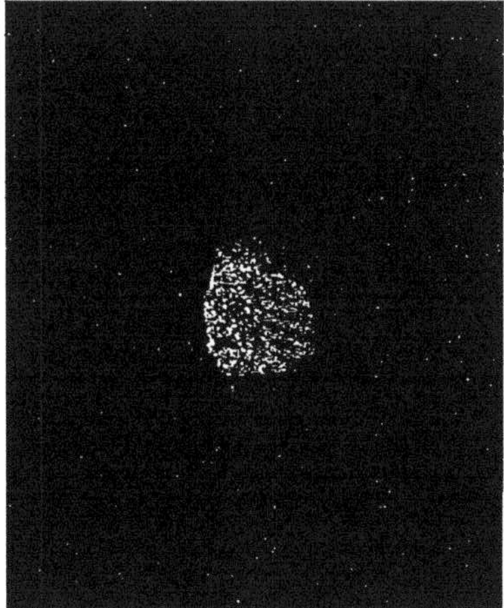

Calcul extrait du rein droit de G.
15 avril 1907. — Grandeur naturelle.

cependant, pour des interventions exécutées, dans de semblables conditions, que des débris, même parcellaires, de concrétions, ne restent adhérents à la muqueuse du bassinet. Ils pourraient y devenir le point d'appel pour l'édification de nouvelles pierres. Ce fait se produira d'autant plus que les calculs auront une surface moins régulière et qu'ils seront plus adhérents.

Tel était d'ailleurs le cas pour l'observation IV, où après néphrectomie secondaire, on fit l'autopsie du rein enlevé et l'on découvrit adhérent à la muqueuse, un débris de volume infime. C'est pour éliminer de semblables concrétions et, par suite, pour laisser toute sa valeur au procédé de la pyélotomie, qu'un lavage des voies d'excrétion de l'urine par une cure diurétique doit être indiqué, comme nous le verrons tout à l'heure.

M. Rafin a pensé même devoir enlever mécaniquement ces concrétions, en pratiquant un écouvillonnage discret du bassinet. Pour cela, une pince hémostatique portant un tampon de gaze pourrait très bien suffire. On aurait soin que la gaze ne laisse pas de débris de fil. Mais l'expérience n'a pas encore consacré ce mode opératoire.

L'extraction du calcul nécessite, en résumé, une grande douceur et beaucoup de prudence. Il importe absolument de ne pas le fragmenter et de le retirer en totalité d'un seul bloc. L'incision du bassinet devra donc être suffisamment longue. Puis on évitera de saisir le calcul avec une pince hémostatique. Les doigts sont généralement suffisants. On pourra aussi utiliser une pince à mors plats, nus ou habillés de caoutchouc. Mais en tous cas, on évitera de se presser.

SIXIÈME TEMPS. — *Suture du bassinet.*

Il ne nous reste plus, maintenant, qu'à suturer attentivement les lèvres de la plaie pyélique.

M. Rafin fait simplement deux ou trois points au catgut fin et résorbable. D'autres auteurs, tel Mocquot, suturent le bassinet de la même manière que l'intestin, c'est-à-dire par des points d'adossement et des points d'enfouissement. Quoi qu'il en soit, tout procédé laissant au contact de l'urine, des fils à résorption lente, ou non résorbable, devra être rigoureusement laissé de côté. En d'autres termes, si l'on fait pénétrer le fil dans la lumière du canal, ce fil devra être de petite dimension et susceptible d'être rapidement résorbé, pour qu'il ne puisse devenir le point d'appel de la formation d'un calcul. Du reste, à en juger par l'expérience du docteur Rafin, une suture rigoureuse du bassinet n'est pas une condition indispensable pour qu'il ne produise pas de fistule. Celle-ci, nous l'avons dit, est plutôt sous la dépendance de la partie aval de l'uretère. La suture devra être seulement plus rigoureuse et, au besoin, on la complètera par un capitonnage emprunté aux tissus voisins, si l'urine et le bassinet ne sont pas absolument aseptiques.

Enfin, des mèches et drains seront placés en arrière du rein et venant au contact du bassinet, dans les cas douteux.

SEPTIÈME TEMPS. — *Suture des parties molles : muscles*

et peau.

CHAPITRE VI

Observations.

OBSERVATION I

*Calcul rénal, radiographie positive par M. Arcelin, pyélo-
lithotomie par M. Rafin. Guérison.*

M. G..., 48 ans, est vu le 11 décembre 1901. Marié, un
enfant bien portant ; un peu d'alcoolisme. Une blennorrhagie à 30 ans de longue durée, sans cystite, ni orchite.

Il y a sept ans, coliques néphrétiques à droite, avec émission de sable urinaire, mais pas de gravier. Le docteur
Chaumier lui trouva de l'albumine dans les urines.

Il se plaint actuellement d'envies fréquentes d'uriner et
de douleurs vagues dans les reins.

Mictions. — La nuit, une ou deux ; le jour, toutes les
deux heures. La marche ni la voiture ne provoquent pas
les besoins.

Il éprouve souvent un chatouillement dans le canal, et
il urine espérant le faire disparaître.

Urine. — Quantité en 24 heures, 1.500 grammes.

Le premier verre est limpide avec quelques filaments.

Le deuxième est limpide.

Analyse chimique. — Un peu d'albumine ; sucre, 0.

Urètre. — Une boule 19 passe librement.

Cystoscopie. — Négative.

Prostate un peu grosse, mais plate.

Reins non perceptibles. Souffre un peu de la région rénale droite, la marche n'exagère pas la douleur.

Octobre 1902. — Revient parce qu'il souffre constamment de la région rénale droite, sans irradiation, sauf des chatouillements dans le gland.

Ces jours derniers, à la suite d'un dîner et de la danse a uriné un peu de sang, sans douleur rénale.

Urine limpide, pas d'albumine.

Avril 1903. — Se plaint toujours du rein droit. La douleur se présente sous forme de lancées. Elle ne se produit jamais au repos : mais elle survient après un moment de marche, et il est obligé de s'asseoir. Jamais la nuit ni le matin cette douleur ne l'obsède. En revanche, depuis 1902, ne se plaint plus d'envies fréquentes d'uriner.

Reins non douloureux à la pression, non accessibles.

Urine louche, contient beaucoup d'albumine, mais le microscope montre des globules de sang, presque pas de leucocytes.

L'albumine est donc liée à la présence du sang.

Le diagnostic de calcul du rein redevenant de plus en plus probable, une radiographie est faite par M. X... Elle reste négative.

Avril 1907. — Le malade n'est plus revenu se montrer. Il a quitté Lyon et a abandonné ses affaires en raison de sa maladie.

C'est alors que M. Rafin dans le but de le faire profiter du progrès de la radiographie le convoque dans son cabinet.

Etat actuel. — La douleur du rein droit persiste et dure nuit et jour. Le malade ne peut plus faire de marche un peu longue, et même la promenade ramène la douleur. Celle-ci ne présente aucune irradiation vésicale testiculaire ou glandulaire.

Les troubles vésicaux ne se sont plus montrés.

Miction, 0 la nuit ; le jour environ 8 fois (boit beaucoup).

Urine. — Louche, albumine.

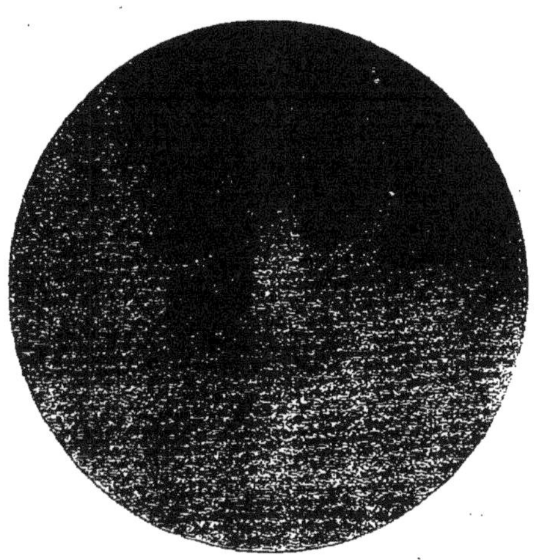

Radiographie du rein droit de L.
19 juillet 1906. — Réduction au 1/3.

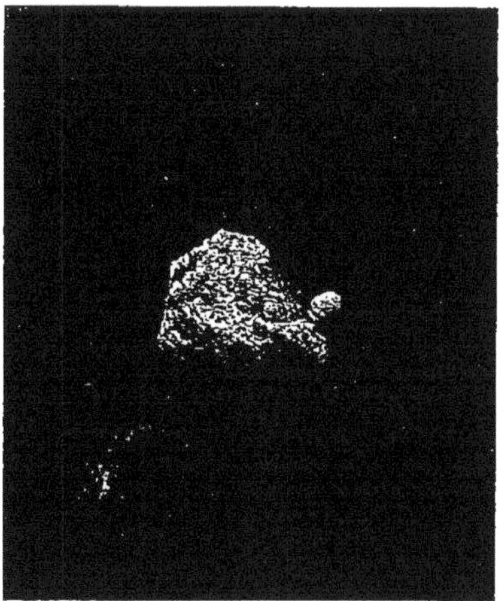

Calcul extrait du rein droit de L.
27 juillet 1906. — Grandeur naturelle.

Globules rouges et blancs.

Parfois petites glaires qui sont précédées d'urine.

Sucre 0, petite colique néphrétique.

Etat général. — A maigri.

Cœur et poumons. — Néant.

Rein droit non accessible. La pression n'a pas réveillé la douleur (mais la nuit suivante la douleur a été plus vive que d'habitude).

Le malade a été radiographié par le docteur Y... et radioscopé par le docteur Z... sans résultat.

Radiographie par M. le docteur Arcelin montre un calcul de forme triangulaire non ramifié (fig. 1).

La feuille d'examen remise avant l'opération donne comme poids approximatif 1,50.

15 avril 1907. — Intervention par M. Rafin.

Mise à nu du rein par la voie lombaire.

On sent un calcul dans le bassinet.

Incision verticale d'un centimètre et demi sur le calcul (1) qui est extrait en le saisissant avec une pince. Poids, 1 gr. 59 (fig. 2).

Deux points de suture au catgut; les fils sont placés plutôt sur les tissus qui entourent le bassinet que sur la paroi même du bassinet. Suture des plans superficiels après mise en place d'un drain qui affleure le bassinet.

Suites extrêmement simples. Les premiers jours l'urine est légèrement teintée de sang.

Réunion par première intention.

14 mai. — Est guéri. Ne souffre plus.

16 juillet 1907. — Les urines sont limpides, sans albumine. Le malade ne souffre plus et se livre à tous les travaux de la campagne.

---

(1) Calcul constitué par un mélange d'oxalate de chaux et des traces de phosphate tribasique de chaux (Analyse : Mérieux).

OBSERVATION II

Calcul du rein droit. — Radiographie positive. — Pyélotomie. — Guérison.

M. L..., âgé de 62 ans, ancien officier, a été vu par M. Rafin le 7 octobre.

Antécédents. — Marié, pas d'enfant. A uriné au lit jusqu'à 17 ans et s'est guéri en se liant la verge. Il y a trente-
cinq ans a eu sa première blennorhagie, suivie d'une orchite. Elle n'a jamais été bien guérie et il persiste toujours
un faible écoulement. Depuis a eu quelques autres blennorrhagies.

Début de la maladie. — Il y a vingt ans, coliques néphrétiques très violentes, probablement à gauche, avec émission d'un petit gravier, de la grosseur d'une lentille. En
1867 a été sondé par M. Poulet pour un rétrécissement. En
1899, reprise des coliques néphrétiques très légères, à gauche, sans irradiation dans la vessie, ni le testicule. En
même temps dépôt abondant dans les urines. A ce moment
le docteur Bennot, de Nice, a constaté des globules rouges
dans les urines. Après chaque colique, l'urine est redevenue
normale, pour se troubler à nouveau à chaque fatigue. Depuis, le malade souffre de maux de reins sans prédominance
à droite, ni à gauche. Après un séjour à Evian, le malade
est amélioré. Les douleurs reviennent à la suite d'une fatigue et depuis quelques jours, douleurs dans l'épaule
droite. Il y a dix jours, rétention incomplète qui a duré
une nuit.

Actuellement. — Bon état général.

Miction, une à trois la nuit, quatre à cinq le jour. La force
du jet n'a pas diminué, pas d'interruption brusque pendant la miction. La marche ni la voiture n'ont aucune influence.

Urine. — Limpide, albumine en quantité assez appréciable.

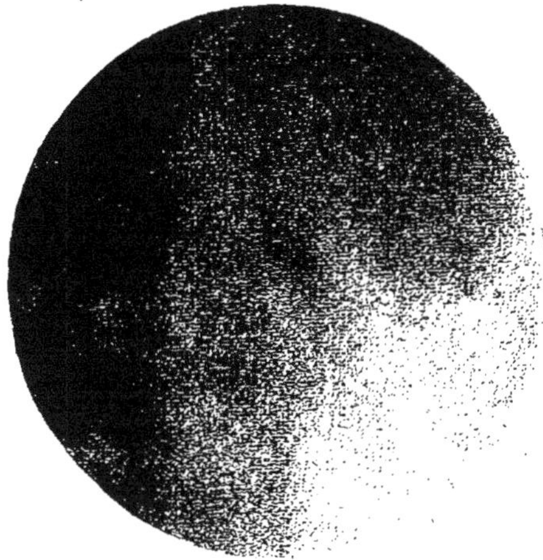

Radiographie du rein droit de T... (26 octobre 1907).
Réduction au 1.3 (Epreuve positive).

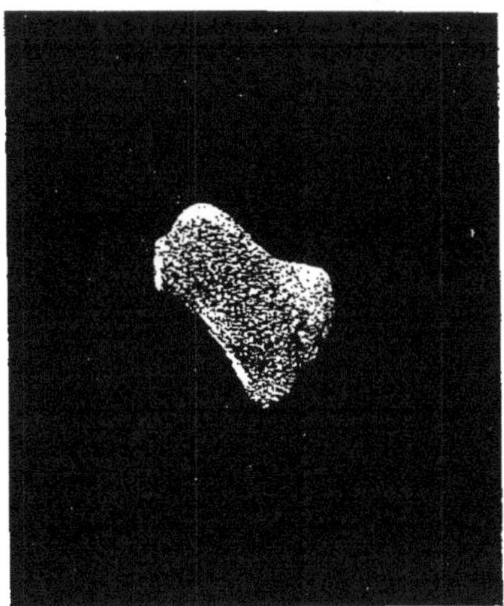

Calcul extrait le 5 novembre 1907.
Grandeur naturelle.

A l'épreuve de deux verres : 1ᵉʳ fond, fils ; 2ᵉ fond, limpide.

La vessie. — Cytoscopie négative, résidu nul, capacité 220 grammes.

Reins. — Non perceptibles, pas douloureux.

Prostate. — Petite, non délimitable.

Testicules. — Un peu d'induration de l'épidydime droit.

25 octobre 1899. — Pas d'albumine, le malade va mieux.

12 novembre. — Toujours pas ou peu d'albumine. Le malade se plaint de barrement dans le ventre.

23 juillet 1900. — Albumine en quantité importante, quelques leucocytes et surtout des débris de cristaux dans l'urine.

12 octobre. — Après un séjour de quatre semaines à Barbazan (près Luchon), puis à Cavers, le malade revient. Il souffre de douleurs néphrétiques plutôt à droite qu'à gauche. Emission de sable en plusieurs fois. Douleurs continuelles dans les reins, surtout à droite. Urine trouble, sanguinolente.

16 août 1901. — Après un séjour à Contrexéville, il revient amaigri. A pris tous les matins deux litres d'eau suivis de diarrhée. Les douleurs qui avaient disparu sont revenues petit à petit pendant le traitement.

Miction, deux à trois la nuit, cinq à six le jour. La fatigue et la marche n'ont aucune influence. Faux besoins d'uriner. Pas de douleurs au canal, parfois un peu de douleur au testicule.

Reins non perceptibles.

Pas d'albumine, pas de sucre.

8 novembre 1902. — Se plaint toujours des reins.

Miction, deux à cinq la nuit, trois à quatre le jour. La marche et la voiture sont sans influence.

Urine. — Un litre et demi par jour.

Examen chimique : Acide phosphorique. 1,74 par litre
Acide urique . . . . . 0,43 —
Albumine. . . . . 0-8-0 —

25 novembre 1904. — Toujours des douleurs lombaires. Il a émis, il y a quelques jours, un gravier comme une petite lentille. Il y a aussi du sable dans les urines.

Miction, deux à trois la nuit, trois à quatre le jour.

Il a fait une nouvelle saison à Contrexéville. Au retour (septembre), a eu les urines couleur de café. Depuis, l'urine est louche, beaucoup de globules rouges, pas mal d'albumine.

26 juin 1905. — Revient très affaibli, vieilli. Se plaint de douleurs dans le rein droit, surtout en se levant, s'irradiant en ceinture, douleur qui se dissipe sous l'influence de la marche.

Miction, une à trois la nuit, le jour, toutes les deux ou trois heures. Marche et voiture n'influencent pas.

Le rein droit est peu douloureux à la palpation.

Urine. — Louche, l'examen microscopique montre de nombreux globules rouges.

16 août. — *Cystoscopie.* — Vessie normale. On voit deux lobes prostatiques saillants. Pas de calculs. Orifices urétéraux normaux et identiques. A un centimètre en dehors de l'orifice urétral droit, on voit, côte à côte, deux petites saillies papillomateuses grosses comme une lentille, projetant nettement une petite ombre.

10 juillet 1906. — De temps en temps, urine très foncée. et la région rénale toujours douloureuse. La marche et la voiture n'ont aucune influence.

Miction, une à deux la nuit, le jour normales.

Urine. — Rougeâtre, contient du sang et de l'albumine.

Rein droit. — Pression douloureuse, mais on ne le sent pas.

Rein gauche. — Rien.

Le malade est amaigri, pèse 24 kilogrammes de moins.

Il prétend que quand il coupe du bois il souffre moins.

26 juillet. — Urine assez louche, beaucoup d'albumine. A la centrifugation, culot formé de globules rouges et de très peu de globules blancs.

La radiographie, pratiquée par M. Arcelin, montre un calcul du rein droit.

27 juillet. — Le malade est opéré par M. Rafin. Incision lombaire droite en angle droit. Atmosphère cellulo-graisseuse indurée, adhérente à la capsule propre. Décortication difficile, on dirait qu'on décolle deux aponévroses adhérentes. Le rein est légèrement bosselé. On sent dans le bassinet un corps dur. Le tissu graisseux, au voisinage du bassinet, présente un aspect noirâtre, comme s'il y avait eu jadis une hémorragie. Le bassinet mis à nu se trouve déchiré comme par un coup d'ongle. Le calcul est sous la main de l'opérateur, c'est pourquoi on agrandit la déchirure et on l'extrait avec une pince. On enlève aussi un autre petit calcul, gros comme un pois, avec l'ongle. Le bassinet ne paraît pas trop dilaté. On fait deux points de suture sur le bassinet déchiré, mais il n'est pas certain que cette suture affronte les bords de la déchirure perdue dans le tissu graisseux. Mèches au voisinage du bassinet. Suture des téguments.

29 juillet. — Ablation des mèches.

1er août et 6 août. — Une élévation brusque de la température se produit, 38°7 à 39°5, mais la température est normale le lendemain. Plaie à peu près fermée.

11 août. — Le malade part. Plaie fermée, une des lèvres de la plaie surplombe un peu la ligne de cicatrisation, ce qui peut retarder de quelques jours la cicatrisation complète.

Octobre. — Le malade va très bien. Urine normale.

17 janvier 1907. — Le malade donne de ses nouvelles, qui sont excellentes.

OBSERVATION III

Calcul rénal. — Radiographie positive. — Urine septique. — Pyéloctomie. — Guérison. — Clarification des urines.

T..., 27 ans. 29 août 1907.

Antécédents généraux. — Père bien portant. Mère morte

d'hémiplégie. Plusieurs frères et sœur dont un brightique.

Pas de gravelle ni de goutte dans la famille.

Antécédents spéciaux. — Pleurésie, il y a sept ans, durée de trois mois.

Quelques furoncles à 20 ans. Pas d'adénite. Pas d'otite suppurée. Scarlatine, 0. Fièvre typhoïde à 5 ans.

Pas de coliques néphrétiques, ni de graviers expulsés. Pas de blennorrhagie.

Début de la maladie. — Il y a un an et demi, à la suite d'un voyage à Mâcon, le malade constate que ses urines sont troubles, sans trouble de la miction. Elles sont troubles depuis lors. Souvent elles sont noires, surtout après fatigues, mais un ou deux jours après. Une fois, il y a six mois, elles furent rouge sang, présentant les caractères de l'hématurie terminale.

Le matin, vers 11 heures, lassitude douloureuse dans les reins, au début, plutôt à *gauche*, actuellement bilatérale.

Douleur exaspérée par la marche. Examen des urines a été fait à l'occasion de quelques symptômes de moyenne intensité : lourdeur de tête, insomnie, un peu d'oppression, quelques crampes, un peu d'essoufflement. On trouve 0 cc. 25 d'albumine par litre.

Son frère, médecin, trouve pus et sang dans ses urines.

État actuel. — Une miction toutes les nuits existant depuis très longtemps.

Quatre mictions le jour.

La marche ni la voiture n'influencent la fréquence des mictions.

Urines. .. *Résumé :* Très troubles. Albumine en assez grande quantité. Leucocytes et hématies.

Analyse chimique. (2 novembre 1907). — *Quantité du nycthémin* : 1.750 cc. .

1° Urée : 17 gr. 29 par litre ; 30 gr. 25 par vingt-quatre heures.

2° Phosphates : 2 gr. 70 par litre ; 4 gr. 72 par vingt-quatre heures.

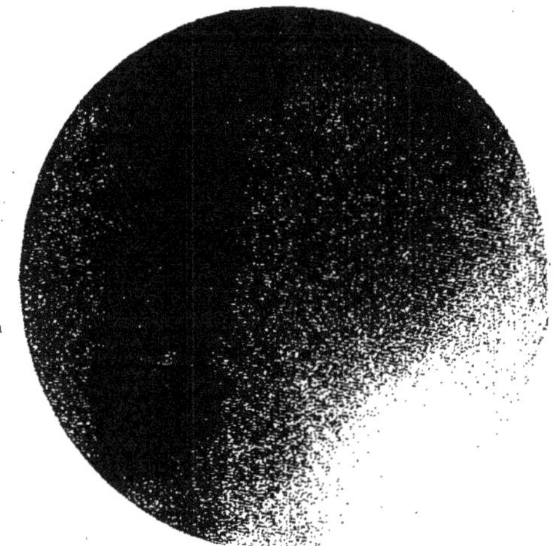

Radiographie du rein droit de Mlle M... (13 novembre 1907).
Réduction au 1,3 (Epreuve positive).

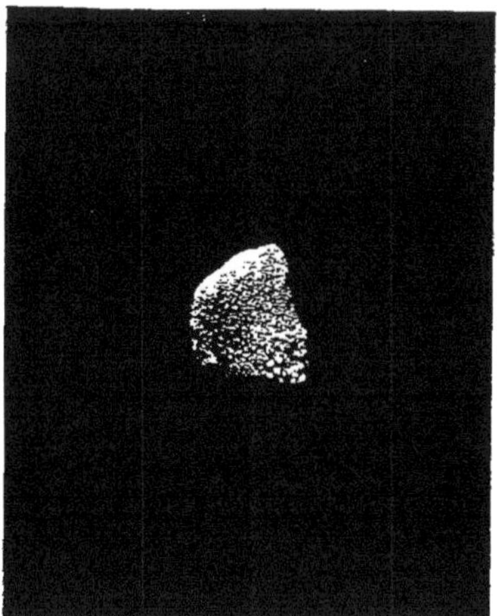

Calcul extrait le 19 novembre 1907.
Grandeur naturelle.

3° Chlorures : 4 gr. 90 par litre ; 8 gr. 57 par vingt-quatre heures.

4° Albumine : 0 gr. 25 par litre ; 0 gr. 43 par vingt-quatre heures.

Analyse bactériologique (Mérieux). — Examen direct montre des cocci associés par deux. Cultures : staphylocoques.

Pas de bacilles de Koch.

Inoculation négative.

Testicules. — Néant.

Prostate. — Normale.

Vessie. — Très grande capacité, on peut injecter 630 gr. de liquide.

Cystoscopie. — Négative.

Orifices urétéraux normaux.

Cathétérisme de l'uretère droit. — Une prise de 3 grammes montre quelques globules rouges, 2 à 3 globules blancs ; des traces d'albumine.

Une deuxième prise de 5 grammes montre quelques globules rouges, 2 ou 3 globules blancs, et de nombreuses cellules épithéliales en raquettes.

(On termine en injectant dans l'uretère 2 cc. de nitrate à 1 p. mille).

Analyse chimique de l'urine droite. (Faysse) :

Urée .... 15,51 par litre
Phosphates. ...... 3,20 —
Chlorures. .. .... 9 —

Reins. — Non perceptibles. Non douloureux. En tout cas le malade ne souffre pas à droite. Spontanément, il croit que le rein gauche le ferait plutôt souffrir.

Radiographie par M. Arcelin : Négative à gauche, positive à droite.

TRAITEMENT

5 novembre 1907. — Intervention. Pyélotomie droite.

1° Incision courbe à concavité antérieure.

2° Le rein est amené assez difficilement en dehors. On dissèque le bassinet, ce qui est assez pénible ; ce dernier étant noyé dans une gangue fibro-adipeuse assez résistante. Le rein est normal, non augmenté de volume.

3° On sent à travers la membrane le calcul qui est extrait *avec les doigts*, par une incision verticale du bassinet.

4° Suture, avec deux points de catgut Répin, du bassinet. Capitonnage sur le bassinet.

5° Drainage avec mèche. On laisse également deux drains venant en arrière au ras du bassinet.

6° Réfection de la paroi musculaire au catgut chromique. Peau, fils de métal fin.

Pansement.

Pour l'anesthésie, on se sert du mélange de Billroth sans incident.

Le calcul enlevé est jaunâtre, irrégulièrement rectangulaire, de 1 centimètre sur 2 centimètres, avec ses quatre pointes en saillie (1).

7 novembre. — Poussée de température à 40°. Pansement. Localement la plaie présente un bon aspect.

8 novembre. — Température 39°5.

13 novembre. — Les drains sont enlevés. Le malade va bien. Un peu d'état subfébrile.

2 décembre. — Quantité de vingt-quatre heures : 2 litres 700 (malade boit beaucoup).

1° Urée : 13 gr. 51 par litre ; 36 gr. 47 par vingt-quatre heures.

2° Phosphates : 2 gr. 25 par litre ; 6 gr. 07 par vingt-quatre heures.

3° Chlorures : 3 gr. 80 par litre ; 10 gr. 26 par vingt-quatre heures.

Albumine : 0.

---

(1) Calcul constitué par un mélange à peu près équivalant d'oxalate de chaux et de phosphate tribasique de chaux avec des traces d'urates (Analyse de Mérieux).

26 janvier 1908. — Le malade revient se montrer. Il a eu une poussée de rhumatisme dont il est guéri.

Urine limpide, pas d'albumine.

Miction, une la nuit, trois le jour.

Résultats excellents.

Observation IV

Calcul rénal droit. — Extraction : pyélotomie. — Hémorragie interne au niveau du pédicule. — Néphrectomie droite.

I... M..., jeune fille, 24 ans. 16 novembre 1907.

Antécédents héréditaires. — Rien à signaler.

Pas de lithiase dans sa famille.

Antécédents personnels. — Menstruation régulière depuis l'âge de 13 ans.

A deux reprises, à 5 ans et à 10 ans, fièvre intermittente pendant vingt ou vingt-cinq jours.

Fièvre typhoïde à 14 ans.

Antécédents spéciaux. — Pas de coliques néphrétiques antérieures.

Ni sable ni gravier dans les urines.

Pas de bronchite ou de pleurésie.

Affection actuelle. — A débuté il y a deux ans par une douleur vive survenant à la suite d'une grande fatigue. Douleur à siège vésical, s'irradiant dans l'hypochondre droit. Un médecin consulté, fit porter à la malade une ceinture qui ne produisit aucune amélioration de cette douleur du côté droit, qui se présentait tantôt d'une façon continue, tantôt par crises. Il y a un an et demi, à la suite d'un bal, un médecin aurait constaté la présence de sang en petite quantité dans les urines.

L'hiver dernier, trois crises très violentes avec des vomissements, sans envie d'uriner, mais avec douleur descendant dans le bas-ventre.

Pas de crises véritables dans le rein droit depuis lors.

Mais si la malade se fatigue, la douleur devient très violente avec envie de vomir obligeant la malade à conserver un repos complet, à suspendre ses occupations.

La malade n'a jamais été sondée.

Etat actuel. — Miction : pas de miction la nuit : deux à trois le jour, sans douleur.

Urines. — Louches.

Analyse chimique. — Beaucoup d'albumine (mais du sang) s. o.

Analyse microscopique. — Beaucoup d'hématies, à peu près pas de leucocytes.

Analyse bactériologique. — Urines ont été centrifugées. Dépôt obtenu est examiné avec coloration par la méthode de Zichl-Kühn.

Au microscope, on ne trouve pas de bacilles de Koch, ni autres micro-organismes.

Les cultures aérobies et anaérobies sont restées stériles.

Un cobaye fut inoculé (15 novembre 1907).

Organes génito-urinaires. — Vessie, résidu, 300 grammes.

Reins. — Ne sont pas perceptibles, mais la pression du rein droit provoque une douleur en arrière.

Etat général excellent. A maigri un peu.

Rien au cœur ni aux poumons.

Examen radioscopique (du côté droit seulement). — Calcul du rein droit pesant 1 gramme environ, visible au niveau de l'apophyse transverse de la première lombaire.

A signaler une première radiographie qui avait été faite à Marseille, et où on avait dit à la malade qu'elle avait le rein augmenté de volume. Réponse et diagnostic évidemment de *fantaisie*, car si on n'a pas vu le calcul, il est bien certain que le contour du rein n'a pas été marqué sur la plaque.

TRAITEMENT (19 novembre 1907.)

Intervention : pyélotomie droite :
1° Incision lombaire habituelle.

2° Rein est libéré et amené au dehors assez facilement pour mettre à découvert le bassinet qu'on libère de la graisse qui l'environne.

3° Incision verticale sur la face postérieure du bassinet. Extraction facile du calcul que l'on trouve triangulaire (1). A côté de l'incision, une petite veine saigne, elle a été déchirée pendant qu'on libérait le bassinet. Une ligature a été placée, mais on est porté à croire qu'elle n'a pas tenu, étant donné l'accident que nous verrons par la suite.

4° Un point de suture au Répin sur le bassinet, et deux autres sur la graisse environnante.

Capitonnement de la plaie.

5° Suture : *a*) musculo-aponévrotique au catgut Répin (hémostase) ; *b*) cutanée au catgut chronique.

6° On met un drain. Pansement.

L'anesthésie au Billroth fut sans incident.

A 4 h. 1/2 on constatait que la malade était très pâle, décolorée. Le pouls, incomptable, était à peine perceptible. Le pansement est à peine traversé. Bref, tous les signes d'une hémorragie interne.

2° Intervention : néphrectomie droite :

1° On fait sauter la suture précédente. La loge rénale est remplie de caillots. Dès qu'elle est nettoyée, elle se remplit à nouveau de sang.

Une pince de Doyen est mise sur le pédicule vasculaire du rein et arrête immédiatement l'hémorragie.

2° On remplace cette pince par quelques grosses pinces à forcipressure, et on enlève le rein rapidement étant donnée la gravité de l'état général.

3° Tamponnement très serré avec de nombreuses mèches de gaze.

Pansement.

---

(1) Calcul constitué par un mélange d'oxalate de chaux dominant et de phosphate tribasique de chaux (Analyse Mérieux).

Injection de sérum physiologique intraveineuse dans la basilique droite : 300 grammes.

A 11 heures du soir, la malade étant toujours pâle, on vérifie à nouveau la plaie qui ne présente rien de particulier.

20 novembre. — La malade va mieux.

Comme elle n'a pas uriné, spontanément on la sonde. On retire 700 grammes d'urine contenant un gros disque d'albumine.

Le soir, nouveau cathétérisme ramenant 300 grammes d'urine.

21 novembre. — La malade va bien. On enlève les pinces. Miction spontanée pendant la nuit.

26 novembre. — Miction spontanée, ne s'était pas reproduite jusqu'à ce jour. On sondait la malade quatre fois par jour. Elle urine spontanément.

Urines limpides ne contenant pas d'albumine.

OBSERVATION V

(Blum. In *Revue de médecine* XXVI, vol. 512. — Wien and Leipzig 1905)

Néphrolithiase gauche. — Pyéolotomie. — Guérison.

M... W..., âgé de 22 ans.

Depuis ses années d'enfance, le malade se plaint de douleurs constantes dans la région lombaire gauche.

Il ne remarque pas de troubles dans ses urines. Pas de dysurie.

Jamais de sang ni de concrétions.

Urine acide. Albumine 1 p. 1.000. Quelques erythrocytes et leucocytes.

Le cathétérisme urétéral montre le fonctionnement normal du rein droit. L'excrétion du rein gauche n'est que légèrement diminuée.

Dans les sédiments de l'urine du rein gauche, recueillie

également par cathétérisme, on trouve de nombreux globules rouges et globules blancs.

Après cette épreuve, on pense à un calcul et on fait l'exploration radiographique du bassinet : on diagnostique deux petits calculs allongés.

28 juillet 1904. — Pyélotomie (professeur V. Frisch). Deux calculs uratiques un peu colorés en noir sont trouvés à l'endroit diagnostiqué.

Observation VI

Néphrolithiase droite. — Pyélotomie. — Guérison.

Charlotte A..., 51 ans. 15 décembre 1906.

Douleurs depuis plusieurs années dans le côté droit, avec des périodes d'anurie et des hématuries qui colorent l'urine depuis trois semaines.

Jamais d'excrétion de sédiments.

Urines étant sanglantes, contiennent beaucoup d'albumine.

Palpation du rein gauche est un peu douloureuse ainsi que celle du rein droit.

Autres organes sont normaux.

Cystoscopie. — Cystite granuleuse du fond de la vessie. Par l'uretère droit, on voit sortir de l'urine sanglante.

Cathétérisme des uretères. — 16 décembre 1906.

Rein droit. — Urines légèrement sanglantes.

Densité, 1.015. Albumine, 1 p. 1.000. Sédiments, globules rouges et blancs. Cellules épithéliales. Cylindres granuleux.

Rein gauche. — Urines claires. Densité, 1.019. Pas d'albumine.

Examen radiographique. — Négatif à gauche, positif à droite.

Phlorydzine. — La réaction donne 15 minutes à droite, 20 minutes à gauche.

27 novembre 1906. — Pyélotomie postérieure droite (professeur V. Frisch).

Libération du rein avec une capsule graisseuse très développée.

Extraction de deux pierres uratiques.

Suture du bassinet à deux étages, au catgut.

Pas de température.

Fermeture par primam.

Malade sort guérie au seizième jour.

OBSERVATION VII

Néphrolithiase gauche. — Pyélotomie. — Guérison.

M... W..., 22 ans. 26 juin 1906.

Depuis les années d'enfance, douleurs constantes dans la région lombaire gauche.

Pas de troubles urinaires. Urines généralement claires. Pas d'hématuries, pas de coliques néphrétiques.

Etat actuel. — Habitus gracile. Poids normal. Région rénale gauche palpable, ne montre pas de tumeur. Urines claires. Albumine, 1 p. 1.000.

Cathétérisme des uretères (Blum).

Urine droite claire, pas d'albumine. Avec la phlorydzine, le sucre paraît après quinze minutes.

Urine gauche légèrement trouble, peu chargée. Albumine, 1 p. 1.000 (Esbach).

Sédiments, globules rouges et blancs.

Pas de cylindre. Sucre, avec la phlorydzine, paraît après trente minutes.

Radiographie. — Montre une ombre en forme de croissant, dans le bassinet gauche. Une petite ombre également dans l'uretère.

Opération (professeur Von Frisch). — 28 juin 1906.

Pyélotomie postérieure permet d'enlever une petite pierre grosse comme une amande, composée d'urates.

Fermeture du rein à deux étages.

Reposition du rein. Drainage au point déchiré.

Suites apyrétiques. — Le 4 juillet il ne passe pas d'urine par la plaie. Plus tard, le 15 juillet, il se forme une petite fistulette qui se ferme le 10 août 1906.

Observation VIII

Néphrolithiase droite. — Pyélotomie. — Guérison.

J... D..., 41 ans. 13 juillet 1906.

Douleurs, il y a deux ans pour la première fois, dans le banc droit, sous forme de coliques. Depuis six mois, souffre également du côté gauche. Jamais d'hématuries, ni de rejet de calculs.

En novembre 1905, intervention sur le vagin, pour un myome. Depuis cette époque, catarrhe vésical.

Etat actuel. — Femme grosse, vigoureuse, mais un peu anémiée. Insuffisance mitrale légère. Le pôle du rein droit est palpable à trois travers de doigt au-dessous des fausses-côtes.

Les urines sont troubles, jaune topaze. Elles contiennent des traces d'albumine. Densité, 1.007. Dans les sédiments, leucocytes, cellules épithéliales, cylindres hyalins.

Cystoscopie. — Cystite du trigone.

Cathétérisme des uretères.

Urine droite, diluée, modérément trouble. Densité, 1.007. Alcalines. Traces d'albumine. Leucocytes et cellules épithéliales.

Urine gauche, jaune paille, claire, acide. Erythrocytes et globules blancs.

La phlorydzine donne une réaction positive : à droite, après quinze minutes, à gauche, après vingt minutes.

Radiographie. — Négative à gauche, positive à droite.

Opération. — Pyélotomie positive droite (D⟨r⟩ Blum).

Le rein est assez adhérent à la capsule graisseuse. On incise à travers celle-ci qui est épaissie et enflammée. On arrive ainsi sur la pierre qui est extraite.

Le calcul est de la grosseur d'une noix : 3 cent. 1/2 de longueur sur 2 centimètres de largeur. Il est constitué par des phosphates.

La capsule graisseuse du rein est refermée par trois sutures au catgut.

Drainage à la partie inférieure.

Suites apyrétiques. Sortie au vingt-unième jour, avec guérison complète.

Observation IX

Néphrolithiase droite. — Pyélotomie. — Guérison.

Marie R..., 30 ans. 25 février 1907.

Troubles commencent à la dernière grossesse (13 juin 1906). Pollakiurie. Dysurie. Coliques néphrétiques dans le côté droit. Accès de fièvre jusqu'à 40°. Urines troubles. Pas d'hématuries. Alternatives d'urines claires et de pyurie, coïncidant avec douleurs lombaires. Tumeur palpable à droite.

Etat actuel. — Femme de petite corpulence. Poumons et cœur sains.

Rein droit est seul douloureux à la palpation.

Urines. — Troubles. Densité, 1.020. Acide. Sédiments contiennent des leucocytes, des globules rouges et des cellules épithéliales.

Traces d'albumine.

Cystoscopie. — Œdème bulleuse du trigone, à part cela, vessie normale.

Cathétérismes des uretères.

Urine *droite* jaune, contenant des flocons, albumine légère. Sédiments montrent des globules rouges et blancs avec des cylindres hyalins.

Urine *gauche*, polyurie, claire, pas d'albumine.

Radiographie. — Positive à droite, négative à gauche.

Phlorydzine à 0,01, donne quinze minutes des deux côtés pour une réaction positive.

Opération. — Pyélotomie antérieure droite (professeur Von Frisch). Incision lombaire. Libération digitale du pédicule rénal. Incision du bassinet. Extraction d'un caillou phosphatique.

Suture au catgut du bassinet. Mise en place du rein.

Guérison troublée par nombreux abcès au niveau des points de suture.

17 avril 1907. — Sort guérie.

OBSERVATION X

(Pratique privée du Pr. von FRISCH)

Néphrolithiase droite. — Pyélotomie. — Guérison.

L... W..., 21 ans, sexe masculin.

Colique néphrétique droite depuis deux ans, surtout le matin au lever. Jamais d'hématuries ni d'urines troubles.

Etat actuel. — Beau jeune homme vigoureux. Palpation et percussion des organes normales.

Radiographie du rein droit montre une ombre de la grosseur d'une fève dans le bassinet du rein droit.

Cystoscopie. — Vessie normale.

Cathétérisme des uretères.

Urine *droite* jaune paille, peu trouble, acide, avec des traces d'albumine.

Sédiments, leucocytes, erythrocytes, cellules épithéliales, cylindres granuleux, cristaux d'oxalate de chaux.

Urine *gauche* jaune paille, claire, acide, trace d'albumine.

Sédiments, cellules épithéliales, cylindres hyalins, cristaux d'oxalate de chaux.

Phlorydzine donne, par la réaction positive, vingt minutes à droite, quinze minutes à gauche.

27 mars 1905. — Pyélotomie antérieure (professeur Von Frisch).

Libération du rein droit. Incision de la paroi épaissie. Extraction du calcul formé d'oxalate de chaux, au moyen d'une incision de 2 centimètres de long.

Fermeture du bassinet à deux étages. Reposition du rein.

Suites apyrétiques. Guérison *per primam*.

Malade part au seizième jour.

CHAPITRE VII

Traitement post-opératoire.

Nous venons de voir, par la lecture des observations précédentes, que la pyélotomie pratiquée par néphrolithiase avec le mode opératoire indiqué plus haut, fut une opération de choix dans cinq cas bien définis. Pour quatre des cas, il y eut guérison complète, sans incidents notables et surtout sans aucune fistule. Pour un seul des cas où l'intervention avait été particulièrement simple, et où l'on était en droit d'attendre un succès complet, la chute d'une ligature sur une veinule du pédicule provoqua une hémorragie secondaire à caractère des plus alarmants : d'où nécessité d'une néphrectomie d'urgence.

Cela n'entache donc en rien la valeur de cette intervention pour les cas où son indication aura été posée.

Le lithiasique, débarrassé chirurgicalement de ses pierres, est mis, par cela même, à l'abri des accidents aigus, pour lesquels les calculs sont sans cesse un point d'appel, mais il ne doit pas être considéré par cela même comme guéri. Il doit être regardé comme malade et traité en conséquence. En effet, c'est sous l'influence d'un état particulier de l'organisme, qu'il a fabriqué des

concrétions dans ses voies rénales, et cet état de dénu-
trition, qui constitue la diathèse urique, demeure avec
toutes ses conséquences et ses dangers après l'ablation
des calculs.

Il faudra donc, chez notre lithiasique, traiter médica-
lement la diathèse urique. Il y a plus, nous avons vu
qu'au cours de la pyélotomie, en raison de la fragilité
de certaines pierres et de l'irrégularité de leur forme, il
pourrait arriver que des parcelles du calcul demeuras-
sent dans le bassinet. Il faudra donc, en provoquant une
diurèse abondante, produire comme un lavage des
voies d'excrétion, entraînant ainsi les concrétions rési-
duelles.

Quel sera, tout d'abord, l'hygiène du lithiasique ? On
prescrira une existence calme et, autant que possible,
exempte de soucis. Le surmenage physique, mais surtout intellectuel sera évité. C'est, en partie, pour répondre à ces indications de repos, que le séjour dans une
station thermale devra être recommandé au malade.

Le régime alimentaire du lithiasique sera simple, mais
se présentera sous des indications différentes, suivant
que son rein sera septique ou aseptique, suivant également la forme clinique de sa diathèse, urique, oxalique
ou phosphatique.

Suivant les données actuelles de la science, l'acide
urique total de l'économie provient de deux sources.
L'une exogène, est le produit de la désassimilation des
nucléines alimentaires. L'autre, endogène, est formée
aux dépens des protéides nucléaires de nos propres

---

(1) Uricopoïèse et Uricolyse, par Hugounenq. *Lyon Médical*. Décembre 1907.

tissus et tout spécialement des muscles. Le dédoublement des protéides nucléaires dans l'un et l'autre cas produisent d'abord des corps puriques qui, oxydés, se transforment ultérieurement en acide urique. L'acide urique endogène résultant de l'activité biochimique des tissus et échappant à notre champ d'action, le moyen rationnel de diminuer l'acide urique exogène est un régime judicieusement choisi, où les nucléines et les corps puriques (caféine, théobromine), seront exclus ou sévèrement mesurés. Le foie, la rate, le ris de veau en général, tous les viscères seront proscrits, le café et le thé étroitement surveillés; le lait, les œufs, les légumes verts, parmi les fruits, les fraises, très diurétiques, seront recommandées au contraire. La chair musculaire, en raison de la petite quantité des nuclénines est moins à redouter.

Il en sera de même dans la forme oxalique, celle-ci n'étant qu'un produit d'oxydation de l'acide urique. Mais là, plus encore certains aliments (thé, café, chocolat, oseille, tomates) influençant sur sa production et, par suite, facilitant sa précipitation. devront être sévèrement proscrits.

La médication alcaline à hautes doses, qui était préconisée concurremment au régime alimentaire, est tombée dans une certaine suspicion, étant donné le danger qu'elle fait courir, de dépôt secondaire des sels autour des concrétions parcellaires qui leur servent de points d'amorce. On lui préférera la pypérazine et son dérivé le lycétol, voire même l'acide thyminique.

En tous cas, dans les formes septiques et basiques. on devra éviter absolument les alcalins à hautes doses

6 CB

et choisir la cure par les eaux de lavage, qui est ce qui leur convient le mieux, de même que dans toutes les manifestations de l'uricémie.

Il est indiqué, en effet, pour la diathèse, de provoquer une large diurèse. On aura recours, pour cela, au régime lacté imposé fréquemment, et aux boissons délayantes.

Mais le procédé de choix paraît être les eaux hydrominérales, dont on peut prendre comme type les eaux d'Evian. Nous lisons dans le *Traité de thérapeutique générale* d'Albert Robin : « La lithiase rénale est une des affections dans lesquelles le traitement hydro-minéral a le plus de succès, alors même que les autres ont échoué ». Les eaux faiblement hydro-métalliques sont la forme sous laquelle on peut absorber le plus de liquides, et par suite, provoquer une plus abondante diurèse et cela, sans le moindre danger.

Cette cure hydro-minérale, dans les cas un peu septiques, comme celui de l'observation III, suffira pour faire disparaître toute trace d'infection des urines. Si celle-ci devait persister, on aurait recours aux lavages du bassinet, qui en auraient raison.

Dans tous les cas, on ne saurait trop insister sur la nécessité, pour le malade, de se faire radiographier à la moindre apparence de récidive, s'il souffre, ou s'il a des hématuries. La présence du sang devra être recherchée en centrifugeant et en examinant microscopiquement les urines.

C'est avec toutes ces règles d'hygiène générale et spéciale, que le lithiasique pourra se préserver, car l'opération chirurgicale a supprimé le calcul, mais la diathèse subsiste toujours.

CONCLUSIONS

I. — Dans le traitement de la lithiase rénale, en dehors des cas qui relèvent de la néphrectomie, on aura à discuter les indications de la néphrotomie et de la pyélotomie.

II. — La néphrotomie reste indiquée pour les cas infectés où un large drainage du rein est nécessaire, pour les calculs volumineux, pour les calculs ramifiés, pour les calculs de nombre considérable, pour les calculs non situés dans le bassinet, mais répartis dans la substance rénale, pour les calculs du bassinet ne faisant pas saillie en dehors du hile du rein.

La néphrotomie reste donc, dans l'état actuel de la pratique, où les calculs sont généralement diagnostiqués tardivement, et quand ils ont acquis un volume considérable où se sont infectés, la néphrotomie reste donc l'opération la plus fréquemment indiquée et celle qui répondra à toutes les nécessités opératoires.

III. — Par contre, la néphrotomie constitue une opération plus délicate, au point de vue de l'hémostase et de la suture du rein. Elle comporte des dégâts plus considérables du tissu rénal, qui semblent excessifs pour extraire des concrétions de minime volume.

IV. — La pyélotomie est une opération d'une très grande simplicité; elle est très peu traumatisante, au point de vue général, et ne lèse aucunement la substance rénale.

Elle ne mérite pas le reproche d'entraîner la production d'une fistule, comme cela est dit communément.

Elle doit être réservée aux cas qui se multiplieront certainement, dès que la radiographie, pour le diagnostic du calcul du rein, sera généralisée et employée avant que le calcul ne soit devenu volumineux ou infecté : c'est-à-dire pour l'extraction de calculs de petit volume, non ramifiés, non infectés ou peu infectés, siégeant dans le bassinet et s'extériorisant par rapport au hile.

V. — Ses résultats immédiats seront des plus satisfaisants. Avec une bonne technique, une extraction prudente et aussi complète que possible, un traitement consécutif, associé au régime convenable et, au besoin, la désinfection du bassinet par le cathétérisme de l'uretère, il y a lieu d'espérer que les résultats ultérieurs seront des plus favorables.

INDEX BIBLIOGRAPHIQUE

Guyon. — Recherche des calculs du rein par les rayons X. (Ann. des maladies des organes génito-urinaires, 1896.) Séance de l'Académie de médecine, 11 avril 1891.

Macintyre. — The Lancet, 11 juillet 1896.

Morris (Amérique). — Effet des rayons X sur les diverses sortes de calculs urinaires du corps humain. (The Lancet, 11 nov. 1896.)

Laurie et John (Léon). — The Lancet, 16 janv. 1897.

Bugnet et Gascard. — Presse médicale, 19 mai 1897.

Doyen et Ondin. — Académie des siences, 8 juin 1897.

Dr Gaimard. — Examen des calculs et concrétions par les rayons X. Thèse Bordeaux, 12 janv. 1898.

Ringel. — Contribution au diagnostic de la lithiase rénale par la radiographie. (Centralbl. für Chir., 10 déc. 1898, n° 49, p. 1217.)

Albarran et Contremoulins. — Académie des sciences, 10 et 17 juillet 1899.

Albarran. — Néphrolithiase, in Le Dentu, Delbet.

Albarran. — Nouveaux procédés d'exploration appliquée au diagn. des calculs du rein. (Ann. des maladies des organes génito-urinaires, 1899, t. XVII, p. 673.)

Abbe (R.) — Observation on the election of sinal renal calculi by the Rœntgen ray. (Ann. Surg. Phil., 1899, XXX, 178, 191, 4 fig.)

Macellin (C. Manselle). — An adress on radiography with special reference to the deduction of renal calculi. (Lancet, Lond., 1899, may I, n° 21, 1415-1417.)

Lauenstein. — Extraction d'un calcul rénal composé de carbonate de chaux et diagnostiqué à l'aide de la radiascopie. (Deutsche Zeitschrit für Chir. L, 1, 2, 1899.)

Leonard (C.-L.). — The Rœntgen ray diagnosis of renal calcul
(Discus.). Tr. Coll. Phil. 1900, 3, XXI, 50, 52, 63.

Morton. — The Rœntgen ray diagnosis of renal calculi (Discus.).
(Tr. Coll. Phys. Phil. 1900, 3, XXI, 60.)

Leonard (Ch.-L.). — The technique of the positive and negative
diagnosis of ureteral and renal calculi by the and of the
Rœntgen rays. (Ann. Surg. Phil. 1900, 3, XXXI, 163-179, 2 fig.)

Bullit (J.-B.). — The use of the X rays in locating kidney stone.
(Louisville, month, 7, M and S, 1900, VII, 170.)

Tuttle. — Diagnosis of stone in the kidney (Discus.). Denver.
(M. Timps, 1900, XX, 281.)

Strœler (Ludwig). — Inaug. Dissert. Iena. 1900, sept. 28 p.

Leonard (C.-L.). — The diagnosis of calculus disease of the kidney
ureters and bladder by the Rœntgen method. (Phil. Med.
Journal, 1900, déc. 22, 1191-1193.)

Bevan. — Diagnosis of stone in the kidney by the X rays and its
treatment. (Ann. Surg. Phil. 1901.)

Comas (C.) et Rio (A.). — Consideraciónes sobre un caso de calculo
renal diagnosticado por los rayos Rœntgen, 1901. (Rev. de
Med. y Chirurgia, Barcelone, XV, 364.)

Chaput. — Calculs du rein et psoïtis. (Bull. et Mém. Soc. de chir. de
Paris, 1902, XXVIII, 476.)

Bierhoff (E.). — Contribution to the diagnosis of renal calculy.
(Med. News, New-Yorck, 1902, L. XXXI, 676.)

Schaiche (J.). — Ueber die diagnose der Nierensteine. (Inaug.
Dissert. Freib., 1902, n° 34.)

Gniteras (K.). — The diagnosis and surgical treatment of nephro-
lithiasis from the of the practitionner. (Buffalo, M, 7, 1902,
n° 1, 709.)

Bourget (J.). — La radiographie dans le diagnostic des calculs du
rein. Thèse Paris, 1903.

Wagner. — Recherches des calculs du rein par les rayons X.
Forsch. auf den Gebiete der Rœntgenstr. Band III. Tafel
XXIV, fig. 2, 3, p. 214, 1901.

Levy-Porn. — Calculs phosphatiques dans le rein d'un adulte.
Forsch. auf den Gebiete der Rœntgenstr. Band III. Tafel
XXIV, fig. 1, p. 215, 1901.

Emil-Levy. — Démonstration et opération d'un calcul phosphatique dans le rein droit. Forsch. auf den Gebiete der Rœntgenstr. Band III. Tafel XXIII, fig. 4; tafel XXV. fig. 2, p. 216, 1901.

Reid. — On the X ray, diagnosis of calculi in the urinary tract. Verhandlungen der deutschen Rœntgen. Gesellschaft. Band I, p. 73.

Momié. — Radiographie d'un calcul rénal. (Archives d'électricité médicale, 1901, p. 110.)

Walter. — Fartschritte auf den Gebiete der Rœntgenstralhen, I, 1898, p. 82.

Albers-Schœnberg. — Eine kompressionsflende für Nachwein von Nierensteinen. Fortchritte auf dem Gebiete der Rœntgenstrahlen, V. 3, 27 juin 1902.

Kumpel. — Die diagnose der Nierensteins mit Hülfe der nueren Untersuchungsmethoden, Hambourg, 1903.

Albers-Schœnberg. — Die Rœntgendchuck, Hambourg, 1903.

Béclère. — Radiographie des calculs urinaires. (Annales des maladies génito-urinaires, 1903.)

Pasteau. — Compte rendu du VII° Congrès de l'Association française d'Urologie, 1903.

Nicolich. — Compte rendu du IX° Congrès de l'Association française d'Urologie, 1905.

Cathelin. — Compte rendu du X° Congrès d'Urologie. 1906.

Rafin. — Compte rendu du X° Congrès d'Urologie, 1906.

Immelman. — Diagnostic des calculs urinaires par la radiographie. (Centralblatt für Chirurgie, 16 juin 1906. n° 24.)

Blum. — Les rayons X au service de l'urologie. (Revue de médecine, XXVI, volume f. 12. Wien and Leipsig, 1905.

Michaïloff. — Des calculs du rein et en particulier de leur diagnostic par la radiographie. Thèse Lyon 1907.

Grieffenhgen. — Archiv. für clin. chir. Band XLVIII.

Hugouneno. — Uricopoièse et uricolyse. Lyon Médical, 15 déc. 1907.